Die Sulfonamidtherapie

Anzeigen Grenzen Medikation

Von

Dr. Dr. **Hans Dechant**
Wien

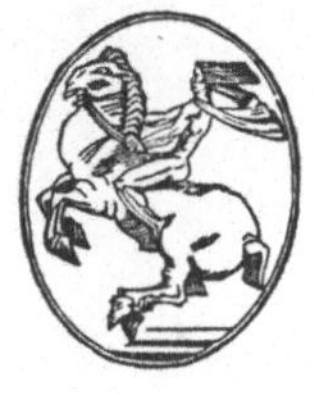

Wien
Springer-Verlag
1949

ISBN 978-3-211-80086-7 ISBN 978-3-7091-5682-7 (eBook)
DOI 10.1007/978-3-7091-5682-7

Vorwort.

Die vorliegende Untersuchung soll gerade in der Ära des Penicillins, Streptomycins und anderer Antibiotika den festen Besitzstand der Sulfonamide aufzeigen und diesen begrenzen. Dabei will diese Darstellung nicht etwa nur eine Zusammenstellung klinischer und sonstiger Erfahrungen, sondern gleichzeitig auch praktischer Wegweiser dabei sein, die Chemotherapie mittels der Sulfonamide an richtigem Orte, auf richtige Art, zur richtigen Zeit und in richtigem Ausmaße einzusetzen. Sonach soll also hier über Anzeigen und Medikation der Sulfonamidtherapie ausreichend orientiert werden. Aus Gründen der Raumbeschränkung und um die Benützung des Buches durch den Praktiker nicht zu erschweren, habe ich von Zitierungen der aus ärztlicher Erfahrung geschöpften Anzeigen über Art, Umfang und Wirkung der Medikation Abstand nehmen müssen.

Für die Beschaffung des reichen Quellenmaterials standen mir in dankenswerter Weise insbesondere die Archive der Ciba, Basel, offen.

Wien, im Dezember 1948.

H. Dechant

Inhaltsverzeichnis.

Allgemeiner Teil.

Besonderer Teil.

Die therapeutische Anwendung der Sulfonamide bei einzelnen Krankheiten oder Krankheitsgruppen.

Schlußwort.

A. Allgemeiner Teil.

1. Chemotherapie und Sulfonamide.

Jahre gingen dahin. Erfahrungen in Krieg und Frieden wurden gesammelt, neue Heilstoffe entdeckt und mit dem gleichen Sturm und Drang wie vordem die Sulfonamide sind nun das Penicillin und seine Trabanten, wie Streptomycin, Gramicidin, Bacitracin in die Bezirke der Bakterienwelt eingebrochen. Wären der Beschaffungsmöglichkeit in vielen Ländern nicht wirtschaftliche und auch andere tatsächliche Schranken gesetzt, man würde auch heute wieder, gerade wie seinerzeit bei den Sulfonamiden, ohne viel Zögern und auch ohne vorgängige laboratoriumsmäßige Feststellung der möglicherweise erzielbaren Wirkungen immer nur und auch gewaltsam zum Neuen, zum „Faszinierenden", zum „Mirakel" — so die Worte über das Penicillin auch aus medizinischer Feder[1] — der vielgepriesenen sogenannten Antibiotika greifen.

Nun scheint jetzt der Zeitpunkt gekommen, in richtiger Distanzierung, so wie auch Ereignisse der großen Geschichte erst in größerem Abstande betrachtet werden können, die Sulfonamidtherapie mit der Ruhe der Objektivität Revue passieren zu lassen, dabei zu prüfen und sohin zusammenfassend darzustellen, auf welchem Gebiete diese Chemotherapeutika heute und auch heute noch führend oder gar, nach strengem Maßstab gemessen, Mittel der Wahl sind und, soweit sich dies schon einigermaßen feststellen läßt, auch vom Penicillin aus diesen oder jenen Erwägungen nicht abgelöst wurden.

Hiebei ist aber zu berücksichtigen, daß in Ländern und Fällen, in denen Sulfonamide und Antibiotika nicht gleicherweise tatsächlich und wirtschaftlich verfügbar sind, das etwa

[1] Nur ein Beispiel: Pulay, E., Wr. Kl. W., Jg. 58, H. 23.

zugunsten der leichter zugänglichen Sulfonamide abgegebene Urteil nicht immer rein wissenschaftlichen, sondern eben auch praktischen Zweckmäßigkeits-Erwägungen entspringen wird.

Sodann wird eine Übersicht über die gebräuchlichsten Sulfonamide nebst einer kurzen Erläuterung ihrer chemischen Wesenheit und Wirkungsweise, die Art ihrer Applikation, eine Darstellung der behaupteten Heilwirkung unter Bedachtnahme auf die vielfach überschätzten, jedoch auch nicht zu unterschätzenden schädlichen Nebenwirkungen dieser Chemotherapeutika folgen. Hieran schließen sich endlich noch Ausführungen über Sulfonamidresistenz und Inkompatibilitäten.

Hiebei wird notwendigerweise auch die Einfügung der Sulfonamidtherapie in die sonstigen therapeutisch zur Verfügung stehenden Mittel des öfteren berührt und nicht zuletzt auch das Zusammenwirken, der Synergismus der Sulfonamide mit anderen Medikamenten, vor allem auch mit dem Penicillin, das eben nicht immer und überall als das bessere, das allein wirksame und darum die Sulfonamide verdrängende Mittel angesehen werden soll, besprochen werden.

Die Sulfonamidtherapie gehört bekanntlich in das Gebiet der sogenannten Chemotherapie. Hierunter versteht man die pharmakologische Beeinflussung gewisser Krankheiten im Organismus des Warmblütlers, und zwar insbesondere solcher, die auf lebende Krankheitserreger, Mikroorganismen, Bakterien, Bazillen und Kokken, Protozoen und Virusarten zurückgehen, durch chemische, vom Menschen erdachte und richtiger Ansicht nach synthetisierte[2], in der Natur nicht vorfindliche Stoffe, die sich durch die Spezifität ihrer Wirkung auszeichnen, das heißt sich zumeist nur gegen einen bestimmten Erreger, ja manchmal sogar nur gegen eine bestimmte Entwicklungsform einer Mikrobe richten. Freilich kennen wir auch Stoffe, die, wie beispielsweise das Neosalvarsan, über die spezifische Einzelinfektion hinausgreifend etwa gegen vierzehn verschiedene Krankheiten wirksam sind. Das Prototyp eines derartigen Heilmittels, das übrigens gleichzeitig die moderne, hauptsächlich gegen

---

[2] Oft wird nämlich auch bei der Begriffsbildung des „Chemotherapeutikums" die Beschränkung auf synthetische Stoffe irrigerweise fortgelassen.

Lues und Tropenkrankheiten eingesetzte Chemotherapie überhaupt begründete (1910), stellt das gegen Lues, Frambösie und Rekurrensfieber wirksame Salvarsan dar; weiters wären hier das Germanin als das souveräne Mittel gegen die Schlafkrankheit, das Plasmochin, ein Gametenmittel zur Ausrottung endemischer Malaria, und das Atebrin als synthetisches Schizontenmittel zu nennen. Dabei sind diese chemischen Substanzen, die notwendigerweise eine toxische Wirkung auf den Krankheitserreger besitzen müssen, auch nicht ohne Wirkung auf den Wirtskörper selbst; denn es gibt naturgemäß keinen Stoff, der nur auf den Krankheitserreger wirkt, für die Organe des Wirtskörpers jedoch völlig gleichgültig bleiben würde. Nun versteht es sich von selbst, daß die therapeutisch wirksame Substanz eine solche sein muß, daß deren heilsame Wirkung größer ist als deren schädliche Folgen. Hieraus leitet sich nun vom Gesichtspunkt der heilenden Brauchbarkeit und daher des Wertes einer Substanz als Arzneistoff überhaupt der Begriff des chemotherapeutischen Index her. Hierunter wird das Verhältnis der Konzentration des Mittels, das die Krankheitserreger hemmt oder tötet, also das Verhältnis der Heildosis (Dosis curativa minima) zur Konzentration, die gerade noch für den Wirtskörper toxisch ist, also zur Giftdosis (Dosis letalis minima beziehungsweise Dosis tolerata) verstanden. Je größer nun diese Indexziffer einer Substanz ist, umso geringer sind die Nebenwirkungen und Gefahren für den Wirtskörper. Dabei ist Ziel der chemotherapeutischen Medikation, mit kleinster Dosis maximale Wirkung, also vollen therapeutischen Effekt bei einem Minimum an abträglichen Nebenwirkungen, sonach also bei größter therapeutischer Breite, hervorzubringen. Diese sogenannte Vonkennelsche Forderung gilt daher auch für die Sulfonamidtherapie. Eine „Therapia magna sterilisans“ im Sinne der Ehrlichschen Formulierung mit hundertprozentigen Erfolgsaussichten stellen jedenfalls auch die Sulfonamide nicht dar.

Gleich an dieser Stelle sei bemerkt, daß wir nun auch noch eine zweite Gruppe antibakterieller Stoffe kennen, welche Naturprodukte, also nach der früher gegebenen Begriffsbestimmung keine Chemotherapeutika darstellen und als Antibiotika bezeichnet werden. Hierunter sind Stoffwechselprodukte anderer Organismen, vor allem von Pilzen, aber auch von Bakterien zu begreifen, die schon in sehr hoher Verdünnung imstande sind, das Wachstum anderer Mikroorganismen zu hemmen oder zu hindern, sei es, daß es hiebei in deren Konkurrenzkampf zu einem Entzuge von für diese Bakterien notwendigen Nährstoffen kommt oder daß die abgegebenen Stoffwechselprodukte selbst das Bakterienwachstum stören. Jedenfalls handelt es sich hiebei um die Vernichtung eines Keimes durch einen anderen, weshalb diese Stoffe den Namen „Antibiotika" erhielten. Zu diesen gehört auch das aus einem Schimmelpilz gewonnene Penicillin, dessen Erzeugung auf synthetischem Wege bisher noch nicht gelungen ist.

Dem Penicillin in Sonderheit wird naturgemäß bei hinreichender Konzentration bakterizide und bakteriostatische Wirkung schlechthin zugeschrieben und damit gesagt, daß es auch vor effektiver Zellteilung keimtötende Wirkung aufweist, wenngleich diese Wirkung auf sich teilende Bakterien sicherlich eine optimale ist.

Heute wissen wir nun, daß die systematisch betriebene Chemotherapie der durch Bakterien bedingten Erkrankungen erst durch die Präparate der Sulfonamidgruppe ermöglicht wurde[3]. Dabei hat man sich aber stets den Spezifitätscharakter der Chemotherapeutika vor Augen zu halten, demzufolge zwar bei einem diagnostisch ungeklärten Fieber ein Entfieberungsversuch mit Sulfonamiden unternommen, aber nicht bei jedem Fieber oder jeder Infektion ein Sulfonamidpräparat verabreicht werden kann. Wenn nicht anders muß also aus den Symptomen auf den Erreger, also auf die spezifische Erkrankung geschlossen und dann erst entschieden werden, ob diese spezifische Erkrankung zu jenen Erkrankungen gehört, deren Erreger die Sulfonamide wirksam beeinflussen; dabei werden wir Fälle kennenlernen, in denen die Sulfonamide gegenüber der Primärinfektion wirkungslos erscheinen, jedoch Sekundär- bzw. Misch-Infektionen mit sulfonamidempfindlichen Erregern erfolgreich bekämpfen. Jedenfalls ergibt sich gerade aus diesem Spezifitätscharakter der Chemotherapeutika auch für das Bereich der Sulfonamide das Gebot strengster Indikationsstellung vor deren Anwendung.

Darauf hinzuweisen wäre noch, daß die Chemotherapeutika ebenso wie die Antibiotika von den Desinfizien-

---

[3] Domagk, Über die Chemotherapie experimenteller Streptokokkeninfektionen der Maus mit synthetischen sulfonamidhältigen Azoverbindungen, 1935.

t i e n (Antiseptica) zu scheiden sind. Deren Wirkung beruht nämlich fast immer auf Eiweißfällung aus den Eiweißkörpern des Nährbodens, wodurch aber nicht nur ein Weiterleben der Erreger unmöglich gemacht wird, sondern auch die Gewebe des lebenden Organismus einschließlich der phagozitären Zellen, Lymphozyten, Leukozyten und Retikuloentothelzellen selbst getötet werden. Darum sind die Desinficientia nur außerhalb des körperlichen Organismus oder nur dort zu verwenden, wo der Infektionsherd von außen zugänglich ist.

2. Chemismus (Präparate) und Wirkungsweise der Sulfonamide.

Chemisch leiten sich die Sulfonamide aus dem Benzolring (C_6H_6) ab. Wird nun in diesem ein H durch eine Aminogruppe (NH_2) ersetzt, so entsteht Aminobenzol = Anilin ($C_6H_5NH_2$). Substituiert man ein weiteres H durch eine Sulfonylgruppe (SO_2OH), indem man das Anilin mit rauchender Schwefelsäure erhitzt, so entsteht Sulfanilsäure ($C_6H_4SO_2OHNH_2$) = p - Aminobenzolsulfosäure. Ersetzt man nun die OH-Gruppe dieser Säure durch eine Aminogruppe (NH_2), so entsteht p-Aminobenzolsulfonamid oder p-Aminophenylsulfonsäureamid = S u l f a n i l a m i d, dessen Abkömmlinge die verschiedenen Typen und Arten der Sulfonamide darstellen. Das Sulfonamid P r o n t o s i l a l b u m, im Handel als Prontalbin bekannt und aus dem Prontosil rubrum, einem Farbstoff und dem ältesten Mittel in der Reihe der Sulfonamide durch Aufbrechen des Moleküls entstehend, stellt übrigens, wie noch zu zeigen sein wird, das wirksame Prinzip in der gesamten Sulfonamidtherapie dar. Vom Sulfanilamid abgeleitete Präparate heißen Sulfonamide oder Sulfamide, Aminophenylsulfonylamidderivate, Sulfapräparate, „sulfa drugs“.

Hier die grundlegende Formel des S u l f a n i l a m i d :

$$H_2N - C_6H_4 - SO_2NH_2$$

Durch Substitution weiterer H-Atome der Sulfonamid-Gruppe (SO_2NH_2) ergeben sich nun die verschiedenen Typen der Sulfonamide, denen eben allen die Sulfonamid-Gruppe gemeinsam und verschieden nur die Beifügung eines

Substituenten ist, der entweder die Wirksamkeit des Mittels erhöhen oder seine Verträglichkeit bessern soll. Man denke dabei insbesondere an den Grad der Löslichkeit, der leichteren oder schwereren Resorptionsfähigkeit, beispielsweise im Verhältnis zur Darmwand, oder hinwiederum an das Maß der Ausscheidung im Harn oder an den Grad der Raschheit, mit der das Sulfonamidpräparat in das Blut oder vom Blut in den Liquor übergeht.

Man kann nun, und zwar in zeitlicher Folge ihrer Entdeckung, die Gruppen der Sulfa pyridine (Sulfanilamidopyridine) — hier die erstmalige Anwendung heterozyklischer Ringe an der Amino-Gruppe (NH_2) und zwar wird im Benzol ein CH durch N ersetzt —, der Sulfa thiazole (Sulfanilamidothiazole), der Sulfa pyrimidine (Sulfadiazine) und der Sulfa guanidine scheiden.

Zur ersteren Gruppe gehören vor allem das Eubasin und Dagénan; Haptocil ist Sulfapyridinkalzium; Sulfathiazole sind das Cibazol und Eleudron, Sulfapyrimidine das Pyrimal, Sulfadiazin und Sulfamerazin — dieses ein Sulfamethylpyrimidin —, während Guanicil und Resulfon den Sulfaguanidinen zugehören, welche Harnstoffderivate darstellen, die aus Harnstoff infolge Ersatzes des O durch NH, die sogenannte Iminogruppe, entstehen. Albucid ist azetyliertes Sulfanilamid, Globucid ein Sulfäthylthiodiazol; das Septazine ist N_4-Benzolsulfanilamid; desgleichen gehören auch die Ulirone als Verbindungen mit Mono- beziehungsweise Di-Methylamiden zu den Sulfanilamiden. Ein Dimethylbenzoylsulfanilamid ist Irgafen; Irgamid stellt aber ein dem Albucid chemisch nahestehendes Derivat ohne zyklischen Ring dar. Das Sulfasuxidin ist Succinylsulfathiazol, das Sulfathalidin Phtalylsulfathiazol, das Sulfamezathin, auch Sulfamethazin genannt, ist ebenso wie Diazil und Elkosin ein Dimethylderivat des Sulfadiazin, also des Sulfapyrimidins. Ultraseptyl ist Methylthiazol, Euvernil Aminophenylsulfonylharnstoff. Den Sulfanilamidderivaten stehen nahe die Sulfone Tibatin, eine Sulfanilamid-Milchzucker-Verbindung, das Promin, eine Diglukosenatriumsulfonat-Verbindung, und Marfanil, das salzsaure Salz des p-Aminomethylbenzolsulfonamides.

Wir geben im folgenden die chemischen Konstitutionsformeln des Sulfapyridin-Sulfathiazol-Sulfapyrimidin- und Sulfaguanidin-Typus wieder. Ein Mehr als diese hier dargestellten Formeln wiederzugeben, schiene dem Ziele dieser Abhandlung abträglich.

$H_2N-C_6H_4-SO_2NH-C_5H_4N$

Sulfapyridin

$H_2N-C_6H_4-SO_2NH-C_3H_2NS$

Sulfathiazol

$H_2N-C_6H_4-SO_2NH-C_4H_3N_2$

Sulfapyrimidin

$H_2N-C_6H_4-SO_2NH-C(=NH)-NH_2$

Sulfaguanidin

Die chemotherapeutische Wirkung der Sulfonamide ist nun, was wesentlich ist, grundsätzlich nicht eine bakterizide, sondern nur eine bakterio s t a t i s c h e, das Bakterienwachstum hemmende, was so viel heißt, als daß die Sulfonamide den Infektionskeim strukturell nicht schädigen, sondern nur seiner weiteren Vermehrung durch die Verhinderung der Zellteilung steuern. Hieraus wird auch erklärlich, daß die Sulfonamidwirkung desto größer, je virulenter der Keim ist, da gerade in der Teilungsphase seine Virulenz am größten erscheint. In Gegenwart bereits erfolgter Zellteilungen — es sollen acht notwendig sein — mögen aber sogar die Sulfonamide unmittelbar bakterizid wirksam sein. Später wird noch darauf zurückzukommen sein, daß den Sulfonamiden schlechthin weder eine direkte Antitoxin-Wirkung, das heißt also Behinderung oder Aufhebung der Giftwirkung, noch eine Immunitätswirkung zukommt, welch letztere neuerdings, wenn auch nur in beschränktem Maße, vom Penicillin behauptet wird[4]. Auch werden anatomisch bereits gesetzte krankhafte Gewebs- oder Organ-Veränderungen von den Sulfonamiden nicht beeinflußt. Angesichts der bloß bakteriostatischen Wirkung dieses Chemotherapeutikums muß also der Organismus selbst bakterizid wirksam werden; er selbst hat also die Infektionserreger zu beseitigen und darum sind auch die Abwehrkräfte des Körpers eine wesentliche,

[4] Brit. med. J., 1947/I, 4505, 648.

ja mit der Sulfonamidmedikationswirkung völlig koordinierte Komponente des Heileffektes; und zwar derart, daß der Heilprozeß selbst von den immunisatorischen Kräften des Organismus geleistet werden muß. Und parallel hiezu zeigt der durch die Sulfonamidmedikation bewirkte Fieberabfall das erste Wirkungszeichen an, das aber mit endgültiger Heilung der Krankheit keineswegs gleichbedeutend ist. Der „Einbruch in die Festung" — Fieberabfall — wird von den Sulfonamiden geleistet, „die Eroberung der Festung" selbst ist jedoch vom Organismus zu vollziehen. In der Regel genügt nun auch die bakteriostatische Wirkung der Sulfonamidmedikation, um dem Organismus die völlige Beseitigung der Infektionserreger zu ermöglichen.

Die als Bakteriostase bezeichnete Verhinderung der Bakterienvermehrung ergreift allerdings bei sehr hohen Dosierungen auch Körperzellen, und zwar in erster Linie die in stärkster Proliferation befindlichen Zellen des Knochenmarks und besonders die Granulozyten. Aus dieser unerwünschten zytostatischen, also nicht nur den Bakterien-, sondern auch den Körperzellen-Stoffwechsel hemmenden Wirkung können sich, wovon noch später die Rede sein wird, Leukopenie und auch das Krankheitsbild der Agranulozytose ergeben[5].

Nun stellt im bisher allerdings noch nicht endgültig erklärten Wirkungsmechanismus der Sulfonamide die p-Aminobenzoesäure jedenfalls einen beachtenswerten Faktor dar. Es hat sich nämlich gezeigt, daß diese Säure ein für viele Bakterien notwendiger Wuchsstoff ist, ohne dessen Anwesenheit sich die Bakterien nicht vermehren können; man nannte daher diese aus Hefe gewinnbare Säure das Vitamin, und zwar das „Vitamin H" der Mikroorganismen oder den „growth promoting factor". Ferner wissen wir aus der heutigen Lehre von den Fermenten und ihrer Aktivierung beziehungsweise ihrer Inaktivierung, daß gewisse Stoffe als Fermente oder Enzyme fungieren, als Biokatalysatoren organischer Prozesse, denen die Aufgabe obliegt, die Stoffumsetzungen in den Zellen herbeizuführen. Dabei sind diese Fermente aus zwei Anteilen zusammengesetzt, einem Eiweißkörper, dem sogenannten Apoferment, und einer einfach gebauten, nichtmolekularen Verbindung nichteiweißartiger Natur, dem sogenannten Ko-

---

[5] Heilmeyer, L., Ars medici, 1947, Nr. 11, S. 676.

ferment. Während nun das hochmolekulare thermolabile, nicht dialysable Apoferment die Substratsspezifität des Enzyms bestimmt, das heißt es also von seiner Natur und seiner Reaktion abhängt, ob ein Ferment Fette oder Kohlehydrate oder Peptide angreift, ist das thermostabile dialysable Koferment für die Wirkungsspezifität des Fermentes verantwortlich, ob es nämlich Wasserstoff anlagert oder entzieht, eine Amino- oder Karboxyl-Gruppe abspaltet und dergleichen. Für sich allein genommen sind die beiden Fermentanteile unwirksam. Erst wenn sie beide zum sogenannten Holoferment zusammentreten, sind fermentative Wirkungen überhaupt möglich.

Die früher erwähnte p-Aminobenzoesäure ist nun das Koferment eines Enzyms, das für die Entwicklung und das Wachstum zahlreicher Bakterien notwendig ist. Die p-Aminobenzoesäure (Vitamin H) wurde daher auch zu den sogenannten essentiellen Metaboliten gerechnet, jenen chemischen Stoffen, die hauptsächlich als Enzyme und Koenzyme den Zellstoffwechsel beherrschen und zu denen auch die Vitamine und Hormone zu rechnen sind (Fildes). Deren Wirkung kann nun durch diesen Stoffen chemisch verwandte oder analoge Antagonisten, die sogenannten Antimetaboliten, gehemmt oder aufgehoben, mit anderen Worten der bakterielle Stoffwechsel gestört werden. Nun soll eben wegen dieser Verwandtschaft nicht bloß die p-Aminobenzoesäure die Fähigkeit besitzen, sich mit dem zugehörigen Apoferment zum Holoferment zu verbinden, sondern auch die ähnlich gebaute Sulfanilsäure, die sich ja von der ersteren nur durch den Besitz einer Sulfongruppe (SO_2) an Stelle der Karboxylgruppe (COOH) unterscheidet. Es wurde nun auch behauptet, daß das Gleiche von den Derivaten der Sulfanilsäure, nämlich den Sulfonamiden, gelten solle, wobei bei diesen vornehmlich das Sulfonamidanion wirksam, während das nicht dissozierte Molekül relativ inaktiv sei. Hieraus wurde weiters geschlossen, daß in dem Falle, als Sulfonamide in größerer Menge vorhanden seien, diese nach dem Massenwirkungsgesetze die p-Aminobenzoesäure vom Apoferment verdrängen, das Koferment bilden, das jedoch keine fermentativen Wirkungen auszuüben vermöchte. Man nimmt also an, daß die Sulfonamidverbindung als Hemmstoff solcherart den Platz des Wuchsstoffes im Mikroorganismus übernimmt, ohne dessen physiologische Funktion zu erfüllen.

Derart wird dann das Bakterium den natürlichen Abwehrkräften des Körpers zum Opfer fallen[6].

Im übrigen wurde auch schon eine andere Hypothese (Levaditi) aufgestellt, derzufolge die Sulfonamide die Bildung von den bakteriellen Körper schützenden Kapseln verhindern sollen, wodurch dann die Körper leichter der Phagozytose verfallen.

Nur der Vollständigkeit halber sei noch hier angeführt, daß einige Sulfonamide (Sulfapyridin, Sulfathiazol, Sulfaguanidin) auch Antimetabolite der Nikotin- und Pantothen-Säure sind. Ob sich aus dieser Tatsache ein therapeutischer Effekt ergeben wird, steht noch dahin; möglicherweise bei Dysenteriebazillen, die dieses Vitamin als Wuchsstoff benötigen.

Als andere aktive Antagonisten der Sulfonamide kommen noch das Vitamin B_2 und das Insulin in Betracht, die beide die Virulenz pathogener Keime zu steigern vermögen. Hierauf wird noch an anderer Stelle zurückzukommen sein.

Neuerer Ansicht nach wird nun nicht die p-Aminobenzoesäure für sich allein, sondern vielmehr die Folsäure oder auch die Folsäure als eigentlicher Antagonist der Sulfonamidwirkung angesehen[7]. Dabei können beide Antagonisten von den Bakterienkulturen selbst gebildet werden. Die Folsäure setzt sich nun aus der p-Aminobenzoesäure in Bindung an Glutaminsäure und einem Pteridinring zusammen (p-Amino-Benzoyl-l-Glutaminsäure). Für die Anschauung, daß eher die Folsäure als Sulfonamid-Antagonist anzunehmen ist, spricht auch die abnorme Anhäufung von Glutaminsäure in den Bakterien, die dann offenbar unfähig werden, diesen Baustoff auszunützen. Dabei ist aber auch noch nicht nachgewiesen, daß die Sulfonamide schlechthin die Bildung der Paraaminobenzoesäure verhindern. Immerhin zeigt es sich, daß für ein weites Bereich von Konzentrationen das Verhältnis dieser Säure zum Sulfonamid, das zur Hemmung des Sulfonamideffektes nötig ist, konstant bleibt. So kann beispielsweise die Paraaminobenzoesäure schon in Konzentrationen von 1 : 5000 und 1 : 10 000 die Sulfonamidwirkung hemmen. Jedenfalls treten die beiden Substanzen „Paraaminobenzoe-

[6] Näheres über diese Hypothese bei Abderhalden, R., Vitamine, Hormone, Fermente, Basel, 1946.

[7] Brücke, F. u. Kaindl, F., Wr. Kl. W., Jg. 59, H. 22, 6. 6. 1947; Rudolph, W., Ärztl. Forsch. (D), 1, 10/11. 215—217, 25. 7. 1947.

säure" und „Sulfonamid" in Wettstreit um Haftgruppen an einem Enzymsystem. Es ist also sicherlich nicht zu leugnen, daß die Wirkung der Sulfonamide und auch die anderer Chemotherapeutika vornehmlich darauf beruht, daß diese durch Verdrängung verwandter oder ähnlich gebauter Kofermente von ihrem spezifischen Apofermente bestimmte Enzyme inaktivieren, wobei dann, wenn der Metabolit, sei es nun die p-Aminobenzoesäure, sei es die Folsäure, als Vitamine angesprochen werden, die Antimetaboliten, also die Sulfonamidgruppe, als „Antivitamine" bezeichnet werden können.

In jüngster Zeit wurde über die Störung des Zellstoffwechsels der Bakterien durch Sulfonamide auch noch die Hypothese entwickelt[8], daß eine Dienol-Verbindung, wahrscheinlich Glukoredukton, das während der Bakterienvermehrung entsteht, den pathologischen Mikroorganismen als Energiequelle diene, aber durch die Sulfonamide in seiner Wirkung aufgehoben werde, da die Sulfonamide zwar ebenso leicht mit Glukoredukton kondensieren wie die p-Aminobenzoesäure, jedoch als Kondensationsprodukt viel weniger löslich sind und bedeutend schwerer hydrolisieren. Sonach fiele alsdann das Glukoredukton der Bakterienzelle als Energiequelle aus.

Wir sehen nun, daß die Versuche, die chemische Wirkungsweise der Sulfonamide zu erklären, von drei Theorien beherrscht werden, nämlich von der Ferment- (Frey), der Verdrängungs- (Wood-Field) und der mit der letzteren im Zusammenhange und unter dem Massenwirkungsgesetze stehenden Quantitäts-Theorie. Von der letzteren soll jetzt die Rede sein. Trifft es nämlich zu, daß hier ein Kampf oder Wettstreit zwischen den Metaboliten und deren Antagonisten ausgetragen wird, so muß das Sulfonamid dann versagen, wenn seine Kampfesgruppe der gegnerischen Gruppe, also beispielsweise der Paraaminbenzoesäure, unterliegt. Wir würden bei solch einem Ergebnisse einen Fall gewordener, „relativer" Sulfonamidresistenz vor uns haben. Aus dieser hier dargelegten Erkenntnis ergeben sich nun bestimmte Konsequenzen für die Therapie und zwar in Bezug auf Dosierung, Tempo, Beginn und Ende der Medikation. Im Vordergrunde steht die gerade bei den

[8] O'Meara, P. A. Mc. Nally und H. G. Nelson, Lancet, 253, 6482, 747—752, 22. 11. 1947.

Chemotherapeutika ausschlaggebende Dosierung des Mittels. Die verabreichte Dosis muß also ausreichend sein, derart nämlich, daß in die „Festung“ mit Erfolg eingebrochen werden kann. Mathematisch ausgedrückt: Es muß vom Sulfonamidpräparat der sogenannte Neutralitätsquotient erreicht werden, der für die Menge des aufzuwendenden Medikamentes entscheidend ist und angibt, wie viele Teile Sulfonamid durch einen Teil Paraaminobenzoesäure, der sogenannten „Inhibitory-Substanz“, im Stoffwechsel neutralisiert, das heißt in ihrer Wirkung aufgehoben werden. Mit dem Begriffe „Neutralitätsquotient“ korrespondiert die „Keimzahl“, die angibt, welche Bakterienanzahl durch ein vorhandenes Sulfonamidmolekül neutralisiert werden kann. Unterschwellige Sulfonamiddosen würden den vorgenannten Quotienten nicht erreichen, daher in therapeutischer Hinsicht als verzettelte Medikation wirkungslos bleiben und, wie man zu sagen pflegt, Sulfonamidresistenz begründen und zudem noch möglicherweise in additiver Wirkung abträgliche Neben- aber keine Heilfolgen hervorrufen. Aus der Tatsache aber, daß die Sulfonamide richtiger Ansicht nach und in der Hauptsache nur eine bakteriostatische und nicht eine bakterizide Wirkung üben, ist zu folgern, daß die Abwehrkräfte des Organismus, derer es also zur endgültigen Vernichtung der Keime und damit zur Heilung der Krankheit bedarf, vor allem also der phagozytäre Apparat der Leuko- und Histiozyten tunlichst hochgehalten werden müssen, um dem auszutragenden Kampf optimale Bedingungen zu geben. Die Art, wie dies am besten zu geschehen hätte, wird später dargelegt werden. Hier ziehen wir daraus zunächst nur den Schluß, daß die Sulfonamidmedikation möglichst frühzeitig, also zu einem solchen Zeitpunkte einzusetzen hat, in dem die natürlichen Abwehrkräfte des Körpers noch nicht erschöpft sind, damit — auch wiederum quantitativ genommen — das Verhältnis der Abwehrkräfte zur Anzahl der Infektionskeime noch ein günstiges ist.

Aus dem Obengesagten ergibt sich, daß die Sulfonamidmedikation aber auch nicht mit zu geringen, also verzettelnden Dosen zu bewerkstelligen ist, da solche niemals die Wachstumsverhinderung der vorhandenen Bakterien oder deren Herabdrücken zu unschädlichen Degenerationsformen bewirken, höchstens Rezidivgefahr oder an Stelle der angestrebten therapeutischen Wirkung Folgen zeitigen könnten, die mit der Sulfonamidmedikation des öfteren verbunden sein können und die man gerade mit sparsamen Dosen vermeiden zu können glaubte. Die Verabreichung verzettelnder Dosen muß sonach als Kunstfehler gewertet werden.

Da nach dem Gesagten die Sulfonamide nicht Keime töten, sondern nur deren Wachstum und Vermehrung hemmen und die Ausschaltung einzelner Wachstumsfermente nicht den sofortigen Tod der Bakterienzelle, sondern nur eine schwere Schädigung des Bakterienstoffwechsels bewirkt, ist die Sulfonamidmedikation auch nicht vorzeitig abzubrechen, da sie eben so lange zu währen hat, bis der bakteriostatische Effekt gesichert, sonach also die weitere Keimvitalität aufgehoben und auch die Gefahr deren Wiederkehr in Gestalt von Rezidiven gebannt ist.

Die der Veränderungstheorie und dem Massenwirkungsgesetze zugrunde liegenden Erwägungen führen nun zur Notwendigkeit der sogenannten, auch im Kindesalter anwendbaren Stoßtherapie. Ihr Ziel ist es, mit einem Male alle Keime lahmzulegen, sonach also mit einem Höchstaufgebote an Kräften den Kampf, in Sonderheit bei entzündlichen Prozessen, durch möglichst frühzeitiges Erreichen eines hohen Grades von Sulfonamidkonzentration in Blut oder Liquor und durch konstantes Hochhalten dieses Spiegels derart zu führen, daß die Heranschaffung neuer Bakterien-„Streiter“ unmöglich gemacht wird. Dabei kommt der Stoßtherapie die rasche Resorption dieses Chemotherapeutikums in Dünn- und Dickdarm zugute. Eine oral verabreichte Einzeldosis kann nämlich schon innerhalb von drei bis fünf Stunden als gänzlich resorbiert bezeichnet werden; aber auch bei einer subkutanen oder intramuskulären Injektion ist die Aufnahme der Sulfonamide in die Blutbahn nach zwei bis drei Stunden beendet. Die dem Wesen der Stoßtherapie eigene hochgegriffene Dosierung rechtfertigt sich aber auch aus der Überlegung, daß die Affinität des Bakterienkörpers zu den Sulfonamiden etwa zweihundertmal kleiner ist als zum Wuchsvitamin H.

Im übrigen soll mit der Sulfonamidtherapie auch deshalb möglichst frühzeitig begonnen werden, weil die Hemmwirkung des Bakterienwachstums nicht sofort eintritt, die Mikroorganismen noch eine Zeit hindurch weiter Antigene produzieren, bis dann deren Quantität zur optimalen Antikörperbildung ausreicht.

Aus dem Umstande aber, daß sich durch Erhöhung des pH der Sulfonamidlösung bis zur neutralen oder alkalischen

Reaktion die Wirksamkeit der Sulfonamide steigert, (bei pH 7,5 auf das Doppelte, bei pH 8 auf das Zehnfache), ergibt sich therapeutisch die Folgerung, daß der Sulfonamidmedikation und, um gleichzeitig auch durch Erhöhung der Löslichkeit des Medikamentes die Gefahr der Kristallurie herabzusetzen, Natrium bicarbonicum, lacticum oder citricum zugesetzt werden können.

Nun ist die Wirkung der Sulfonamide von einer bestimmten Konzentration des Mittels im Körper abhängig, und zwar kommt vor allem die Sulfonamidkonzentration im Blute in Frage. Sie steigt nicht einfach proportional zur verabreichten Dosis an, sondern vielmehr mit zunehmender Dosis relativ in geringerem Maße, so daß über eine gewisse Dosierung hinaus der Nutzeffekt gegenüber den toxischen Nebenwirkungen zu klein wird. Da die Sulfonamide zum Serum eine größere Affinität besitzen als zu den Blutkörperchen, ist die Sulfanomidkonzentration im Blute kleiner als jene im Serum. In den Körperorganen selbst hinwieder ist aber die Sulfonamidkonzentration niedriger als im Blute; sie ist relativ am höchsten in Niere, Haut, Leber und in den Lungen, relativ am niedrigsten in Knochen und Hirn. Die Sulfonamidkonzentration im Harn entspricht jener des Blutes (pH 7,4) beim Passieren der Glomeruli. Da aber in den Tubuli Wasser reabsorbiert wird, steigt die Sulfonamidkonzentration im Harn rapid an, indes der pH des entleerten Harns nur mehr fünf bis sechs beträgt, ein Ausmaß, bei dem die Löslichkeit der Sulfonamide nahezu auf Null herabsinkt. Als Folge hievon zeigt sich ein Ausfallen des Sulfonamidpräparates im Harntrakt (Kristallurie), soferne nicht für genügend Flüssigkeitszufuhr im Zuge der Sulfonamidtherapie Vorsorge getroffen wird. Aus dem Umstande, daß die Sulfonamide der Hauptsache nach, und zwar etwa zu 90 %, im Harn ausgeschieden werden, ergibt sich übrigens auch, daß sie gerade bei zahlreichen Erkrankungen der Harnwege eine vorzügliche Wirkung üben. Bei Niereninsuffizienz führt die verschlechterte Ausscheidung zu einer Retention der Sulfonamide in Blut und Geweben; bei Nephrosen aber sind die Blutkonzentrationen infolge des geringen Serumbindungsvermögens beträchtlich niedriger[9].

---

[9] Siehe zu dem Vorigen Egger, P., Die Verteilung der Sulfonamide im Organismus, Basel, 1946.

Bei den Sulfonamiden hat man übrigens, und zwar anders als beim Penicillin, die Nachteile einer raschen Verflüchtigung (Resorption oder Ausscheidung) des angewandten Präparates und daher ein allzu schnelles Absinken des medikamentösen Blutspiegels nicht zu befürchten. Dem sucht man bei der Penicillin-Medikation, wenn nicht zur schmerzhaften intramuskulären Injektion gegriffen wird, durch Applikation des Antibiotikums in Öl oder durch gleichzeitige orale Verabreichung des in die Gruppe der Sulfonamide gehörigen Caronamides zwecks Erhöhung und längeren Andauerns des Penicillinspiegels, neuerdings auch nach subkutaner Injektion durch Ausübung eines Druckes auf die Blutzirkulation mittels einer elastischen Staubinde zu steuern, um hiedurch die venöse Zirkulation und damit die Penicillin-Resorption und Ausscheidung zu verlangsamen.

Wichtig ist es auch, die Neonati durch den Sulfonamidgehalt der Muttermilch vor Ansteckung durch die an einer Infektion erkrankten Mutter zu schützen. Dabei verschlägt es nichts, selbst, wenn ungünstige Wirkungen der Sulfonamide auf Quantität und Qualität der mütterlichen Milchsekretion verzeichnet werden sollten. Im allgemeinen erreichen die Sulfonamide während der Laktation beim Übertritt in die Milch die Konzentration des Blutes. Wenn diese mit kaum viel mehr als 10 mg% angenommen wird, so würde der Säugling bei dieser Annahme in 24 Stunden höchstens 40 mg Sulfonamid aufnehmen, sonach eine Menge, die für das Kind ohne nachteilige Wirkung bleibt. Im übrigen wird behauptet[10], daß in der Muttermilch nur etwa ein Drittel bis zur Hälfte der Blutkonzentration erreicht wird. Bei einer Tagesdosis von 3 g Sulfathiazol würde also die Sulfonamidkonzentration in der Milch nur 0,5 bis 1,5 mg%, bei einer Tagesdosis von 6 g aber 1 bis 2 mg% betragen. Auf das Kind würden demnach in der Tagesmilchmenge maximal 4 mg Sulfathiazol übergehen. Erfahrungsgemäß bleiben aber der stillenden Mutter zugeführte Tagesdosen von 6 g durch fünf Tage und darüber auf die Entwicklung des Säuglings, wie aus den Gewichtskurven festgestellt werden konnte, ohne Einfluß, so daß daher kein Anlaß obwaltet, das Kind abzusetzen.

Wenngleich die Plazentarschranke von den Sulfanomiden unschwer und rasch überschritten wird, soll doch auch der

---

[10] Rieben u. Druey, Schweiz. med. Wschr., 1942, 50.

schwangeren Frau zwecks Verhütung intrauteriner Ansteckung des Kindes die notwendige Sulfonamidmedikation verabreicht werden, zumal die Konzentration der Sulfonamide im Fötus deutlich niedriger ist. Durch fünf Tage etwa täglich 6 g eines Sulfonamidpräparates, beispielsweise Cibazol, der schwangeren Frau zu verabreichen, bringt dem Kinde noch keine Gefahr. Doch wird es sich gleichwohl empfehlen, eine massive und länger dauernde Sulfonamidtherapie nur zuzeiten lange vor der Niederkunft durchzuführen; eine spätere Therapie, etwa kurz vor der Geburt oder den Wehen könnte auch Totgeburten, Gelbsucht, Anämie oder vielleicht Melaena im Gefolge haben[11]. Sollte die Sulfonamidverabreichung auch während der Gravidität ungünstig auf Quantität und Qualität der Milchsekretion wirken, so überwiegen dennoch auch hier die Vorteile der Sulfonamidtherapie, insoferne der Prozentsatz der durch die Infektionskrankheiten der Mutter verursachten Fehl- und Früh-Geburten unter dem Einflusse der Sulfonamidtherapie jedenfalls sehr erheblich vermindert wurde.

Die sogenannte Blut-Liquor-Schranke wird von den Sulfonamiden anders als vom Penicillin leicht überschritten. Die Sulfonamid-Konzentration im Liquor macht durchschnittlich ungefähr die Hälfte der Blutwerte aus, demnach rund um 6 mg%, wenn von der Annahme ausgegangen wird, daß der optimale therapeutische Blutspiegel 10 bis 15 mg% beträgt.

Als bakteriostatische Mindestkonzentrationen im Blute, ausgedrückt in mg% (also mg in 100 ccm Blut) wären zu nennen, beispielsweise bei Sulfathiazol:

bei Staph. pyogenes	2
bei Strept. pyogenes	1
bei Bact. coli	5
bei Proteus	40
bei Pyocyaneus	40

3. Sulfonamidmedikation und Sulfonamidprophylaxe.

Als Grundsätze optimaler Medikation seien hier aufgezählt: Zuvörderst muß, da eben die Sulfonamide über den Blutweg wirken, je frühzeitiger desto besser, je größer die Dosis, die ohne Schädigung verabreicht werden kann, desto vorteilhafter, eine hinreichende Sulfonamid-Konzentration

---

[11] Laffont, A. u. M. Bonafos, Gynéc. et Obstétr., 45, S. 447—459, 1946.

im Blutwege herbeigeführt und diese sodann tunlichst hoch und weiters auch tunlichst lange in dieser Höhe gehalten werden. Diesem Ziele dient auch vorzüglich die schon erwähnte Stoßtherapie. Im allgemeinen wird nun geraten und auch geübt, die erreichte Konzentration in Gestalt der Verabreichung niedrigerer Dosen langsam abfallen, beziehungsweise die zeitlichen Zwischenräume in der Verabreichung des Präparates allmählich verbreitern zu lassen. Neuerdings wird in dieser Beziehung allerdings empfohlen[12], die letzten Dosen zu erhöhen oder gar zu verdoppeln, um dann brüsk abzubrechen, da beobachtet worden sein soll, daß namentlich auch die langsame Verminderung der Dosen am Schlusse der Behandlung für die Entwicklung der Bakterienresistenz und damit auch für Rückfälle verantwortlich sei.

Sodann hat das Medikament bei guter Blutzirkulation auch tatsächlich zum Infektionsherde zu gelangen, ein Grundsatz, der gerade für die lokale Anwendung der Sulfonamide zu gelten hat. Endlich ist auf die rasche Ausscheidung des Präparates, insbesondere bei Infektionen der Harnwege, Gewicht zu legen, soferne nicht, wie bei den später zu besprechenden Darmerkrankungen, die langsame Resorption angezeigt erscheint, das Sulfonamid-Präparat nur langsam und in geringer Menge vom Blutkreislauf aufgenommen werden soll, sonach also längere Zeit im Darme zu verweilen hat. Weniger leicht lösliche und schwerer resorbierbare Präparate scheinen auch bei äußerlicher Anwendung der Sulfonamide, also bei Hauterkrankungen und Infekten des Mundes, Gaumens, der Bindehaut und auch bei der äußeren Wundbehandlung geboten.

Über Dosierungen, insbesondere bei den für diese Therapie charakteristischen Stößen, wird im besonderen Teile die Rede sein; doch lassen sich natürlich auch gewisse Grundsätze der Dosierung aufstellen. So kann im allgemeinen gesagt werden, daß die Anfangsdosis mit 4 g zu bemessen sei und sodann alle vier Stunden je 1 g des Sulfonamidpräparates zu verabreichen wäre. Auch wurden nach dem Körpergewicht bemessene Tabellen aufgestellt und die Tagesdosis bei einem Menschen im Gewichte von 45 bis 70 kg mit 5,4 g, von 35 kg mit 4,2 g, von 23 kg mit 3,6 g, von 11 kg mit 1,8 g angegeben und die einzelnen oralen Dosen je vierstündlich mit 0,9 g beim Gewichte zwischen 45 und 70 kg, mit

[12] Mollaret, J. Praticiens, 61, 38, 419—420, 18. 9. 1947.

0,6 g zwischen 35 und 23 kg und mit 0,3 g bei einem Körpergewicht von 11 kg empfohlen. Bei Kindern bis zu einem halben Jahr wird man zweimal täglich eine drittel bis eine halbe Tablette, bei Kindern bis zu einem Jahr dreimal täglich eine drittel Tablette, bei Kindern bis zu zwei Jahren drei- bis viermal täglich eine halbe Tablette oder auch weniger verabreichen können. Auch wurde als Grundsatz für die Medikation bei Kindern bei leichteren Erkrankungen die Verabreichung von 0,12 g pro Körper-kg, bei schwereren Erkrankungen von 0,24 g pro Körper-kg innerhalb von 24 Stunden, in beiden Fällen in sechs gleichen Dosen vierstündlich, empfohlen. Immer wird es jedoch angezeigt sein, einen Therapieplan aufzustellen, um dadurch jenen Anforderungen gerecht zu werden, welche die Medikation der Sulfonamide in spezifischer und individueller Hinsicht verlangt. Eine ausnehmend lang andauernde Sulfonamid-Medikation ist aber bei der noch zu erörternden Bekämpfung fadenbakterieller Erkrankungen und bei den Versuchen der Heilung der Endocarditis lenta vonnöten.

Wie schon nach dem Gesagten naheliegend, kommen für die Sulfonamidtherapie vor allem Erkrankungen, die durch Bakterien, meist grampositive, hervorgerufen werden, und zwar insbesondere akute Infekte in Frage. Und zwar sind sulfonamidempfindliche Erreger zunächst Streptokokken, auch hämolytische, aber auch nicht hämolytische, wie beispielsweise der Streptococcus viridans; sodann der Gono-, Pneumo-, Meningo-, aber auch der Enterokokkus wie auch das Bacterium coli, fusi- und funduliforme. Aber auch Staphylokokken und Gasbrandbazillen sowie der Bacillus pyocyaneus und proteus sind durch Sulfonamide bekämpfbar. Dasselbe gilt für die Erreger von Fleckfieber, Typhus abdominalis, Paratyphus, der bazillären Ruhr, von Milzbrand, Tularämie, der Bangschen Krankheit, des Malta-Fiebers, des Ulcus molle und vielleicht auch von Cholera, Bubonenpest und von dem Friedländer-Bazillus. In jüngster Zeit wurden interessanterweise Sulfonamidgaben sogar bei Psychosen, auch zur Unterstützung der Krampftherapie bei Manien, versucht. Wir finden sonach, worauf hier aufmerksam gemacht wird, in der eben wiedergegebenen Anführung auch Krankheiten, deren Erreger nach den bisherigen Erfahrungen auf Penicillin nicht ansprechen, wie beispielsweise der Coli-, Dysenterie- und Bang'sche Bazillus.

Auch gegen die Fadenbakterien, insbesondere den Aktinomyces, aber auch gegen die autotrophen Organismen der Diatomeen finden wir die Sulfonamide wirksam. Das V i r u s ist gegen die Sulfonamide im allgemeinen unempfindlich, doch zeigen sich auch hier beachtenswerte Ausnahmefälle, als welche insbesondere das Trachom, die Lymphogranulomatosis inguinalis, der Pemphigus vulgaris genannt werden. Der Grund dieser Unempfindlichkeit ist bisher nicht hinreichend erklärt worden, man pflegt jedoch anzuführen, daß bei den Viren der Stoffwechselvorgang so unkompliziert sei, daß dieser durch das Dazwischentreten der Sulfonamidkörper kaum gestört werden könne. Im übrigen werden die behaupteten Heilwirkungen der Sulfonamide bei Viruserkrankungen mit dem Hinweise abgeleugnet, daß es im konkreten Falle doch nur Sekundärinfektionen gewesen seien, denen gegenüber sich die Sulfonamidtherapie wirksam zeigte.

Der Sulfonamidtherapie n i c h t zugänglich sind die Erreger der chronischen Granulationsentzündungen, die Spirochätosen, ferner die Erreger der Salomellagruppe, die Protozoen-Erkrankungen und richtiger Ansicht nach auch Malaria, Tuberkulose, Diphtherie, Poliomyelitis und Keuchhusten, wiewohl, worauf noch zurückzukommen sein wird, angeblich auch bei den drei letzterwähnten Erkrankungen Erfolge der Therapie mit Sulfonamiden und bei Tuberkulose Versuche mit Sulfonamiden, gepaart mit Sulfonen, zu verzeichnen sind. Der echte Gelenksrheumatismus (Virus-Rheumatismus) spricht auf Sulfonamide nicht an. Dies schloß aber merkwürdigerweise nicht aus, daß die Sulfonamide zur monatelangen Rezidiv-Prophylaxe gegen diese Erkrankung vornehmlich bei Kindern angewandt werden. Dagegen wurden beim Infekt-(Pseudo-)Rheumatismus, ferner bei der primären oder sekundären chronischen Mono- und Polyarthritis sowie bei den Mischformen, insbesondere wenn die Erreger Strepto-, Pneumo- oder Gonokokken waren, Sulfonamide erfolgreich angewendet. Im allgemeinen läßt sich aber schon hier sagen, daß bei Staphylokokken-Erkrankungen und allemal dann, wenn reichlich Gewebsautolysate, wie Eiter und Peptone, in größeren Mengen vorliegen, das Penicillin unbedingt vorzuziehen ist.

Daß aber die Sulfonamide in der Hauptsache nur bei bakteriellen Erkrankungen wirksam sind, führt uns oft dazu, gerade diese Medikation als Mittel sogenannter medikamentöser Diagnostik[13] benützen zu können. Zeigt sich also beispielsweise das Sulfonamid bei Ruhr oder Pneumonie wirkungslos, so mag es naheliegen, daß dann nicht bazilläre Ruhr, beziehungsweise, daß im letzteren Falle eine atypische Virus-Pneumonie vorliegt.

Aus der bakteriostatischen Wirkung der Sulfonamide erfließt dann noch von selbst die Erkenntnis, daß die perorale Anwendung die Hauptdomäne dieses Heilmittels bildet, sonach also eine lokale Applikation erst in fernerer Linie in Frage kommt. Denn nur durch die Oralmedikation wird die Frequenz der Allgemeininfektion herabgesetzt, die eine lokale Anwendung dieses Chemotherapeutikums nicht verhüten könnte. In der hauptsächlich oralen, daher unschwer auch vom Patienten selbst nach den Mahlzeiten und bei Kindern mit der Suppe zu bewerkstelligenden Anwendung der Sulfonamide liegt aber auch ein unbestreitbarer Vorzug gegenüber dem Penicillin, bei dem die orale Medikation über das Stadium ernsthafter Versuche bisher doch noch nicht hinausgekommen ist.

Gegensätzlich zu dem fast ausschließlich lokal oder parenteral angewandten Penicillin kommt bei den Sulfonamiden die parenterale Applikation als intramuskuläre, weniger als intravenöse oder subkutane Injektion nur in bestimmten Fällen und meist dann zur Anwendung, wenn zwecks Herbeiführung einer raschen Wirkung, also insbesondere am Beginne einer höchst akuten Infektion, das Präparat unmittelbar in das Gewebe oder in die Blutbahn eingespritzt, sonach also eine hohe Anfangskonzentration in Blut oder Liquor erreicht werden soll. Auch bei minderer Verträglichkeit des Präparates in Magen oder Darm, und zwar gerade der stärkeren Anfangsdosen, soll zur Spritze gegriffen werden. Wann sonst noch die injektionsweise Applikation besonders am Platze ist, wird im besonderen Teile besprochen werden. Auch die intravenöse Dauertropfinjektion einer Kochsalzlösung mit Sulfonamiden wird praktiziert. Von der endolumbalen Injektion mittels Eubasin, Cibazol und ähnlichen Präparaten, die gleichfalls nur bei stark alkalischer Reaktion (pH 11 bis 12) löslich sind und daher auch infolge ihrer unstabilen Lösungsverhältnisse durch Ausflockung der Sulfonamide leicht zu Niederschlägen führen, welche die Ursache fibrinöser Verklebungen, eines Hydrocephalus internus

---

[13] Dechant, H., Ars Medici, Nr. 7, 1945, 378.

und von Verwachsungen, wie Arachnitis adhaesiva, bilden können, wird heute wegen solcher lebensgefährlicher Nebenwirkungen Abstand genommen. Übrigens wurde auch bei der intralumbalen Verabreichung hoher Penicillindosen über hiedurch eingetretene Komplikationen berichtet[14].

Für die Lokalbehandlung kommen Sulfonamide in Gestalt von Salben (Augen- und Haut-Salben), Cremen (Hautcremen), Pulver[15] und Puder, Puderverbände (Marfanil, Prontalbin, Cibazol), insbesondere bei Wunden und Erfrierungen, aber auch Lösungen zur Anwendung. Diese werden auch in Gestalt der Jontophorese, insbesondere in der Augenheilkunde und bei Hauterkrankungen sowie bei Panaritien, aber auch im Wege der Sonden-Behandlung, (Magen- und Nasensonden), zugeführt. Bei Verbrennungen wurde eine sogenannte chemotherapeutische Membran angelegt. Geübt werden ferner Spülungen bei Exsudaten und Empyemen, Instillationen besonders in der Augen- und Frauen-Heilkunde und bei Geschlechtskrankheiten, ferner Insufflationen bei Frauenkrankheiten, in der Neurochirurgie und bei Anginen sowie schließlich die Anwendung von Stiften (Styli) in der Frauen- und Augen-Heilkunde. Rektale Applikation durch Suppositorien spielt wegen ungünstiger Resorptionsverhältnisse eine untergeordnete Rolle; in dieser Beziehung wird noch das Klysma wegen der vergrößerten Resorptionsfläche oder der Tropfeinlauf, beispielsweise 3 g Irgafen-Natrium auf 500 ccm Wasser durch eine Stunde, vorgezogen. Auch wurde die Applikation von Sulfonamiden in öliger Lösung, beispielsweise Sojabohnenöl, als Depotwirkung versucht. Suspensionen von mikrokristallinischem Sulfonamid kommen praktisch seltener in Betracht. In neuerer Zeit wird auch die Inhalation von Sulfonamidpräparaten[16], beispielsweise bei Pneumonien und Bronchiektasien empfohlen, obwohl Penicillin bei gleicher Wirkung in dieser Applikationsart und auch als Penicillin Spray (Aerosol-Penicillin) vorzuziehen ist, da hiebei die Sulfonamide wegen Gefahr einer Überdosie-

---

[14] Löffler, H., Rev. méd. Suisse rom., 66, 12, 877 — 904, 25. 12. 1946.

[15] Sind Sulfonamidsalben oder Pulver durch sulfonamidresistente Keime verunreinigt, so hilft dagegen unter Umständen der Zusatz eines Antiseptikums, am besten von einperzentigem Harnstoffperoxyd.

[16] Zur Inhalation von Sulfonamid-Nebeln im O_2-Strom wird am besten der Spieß-Dräger-Apparat oder der verbesserte englische Collison-Inhaler mit einer 20- bis 30%igen Lösung eines Sulfonamidpräparates, am besten Soluseptazine oder Sulfacetamid, verwendet.

rung abträglich wirken könnten. Und zwar ist eine solche Gefahr deshalb gegeben, weil bei Vermittlung des Präparates im Inhalationswege die Konzentration der Lösung sehr stark sein muß, um den notwendigen Blutspiegel zu erreichen, der bei oraler oder parenteraler Zufuhr zwar weniger rasch, aber durch weitaus geringere Mengen des Sulfonamidstoffes, der bei der Inhalation bis zu 93 % verloren geht, erzielt wird. Überdies tritt bei einer überdosierten Inhalation zu den sonstigen Überdosierungsgefahren noch die Möglichkeit einer Reizung der Schleimhäute hinzu. Beim Penicillin dagegen schadet eine etwaige Überdosierung nicht; hier sind schon mit schwach konzentrierten Lösungen hohe Blutkonzentrationen zu erreichen. Im übrigen werden auch weiterhin inhalatorische Versuche und zwar mit kombinierten Sulfonamidpräparaten und in Verbindung mit Penicillin unternommen, so daß der inhalatorische Einsatz moderner Chemotherapeutika als noch nicht abgeschlossen bezeichnet werden kann. Aus den obigen Erwägungen wird aber auch von Nasensprays mit Sulfonamiden besser abgesehen.

In welchen Krankheitsfällen die einzelnen Sulfonamidpräparate am zweckmäßigsten und zielführendsten verwendet werden sollen, wird im besonderen Teile abgehandelt; dortselbst werden wir auch erkennen, daß die für die Chemotherapie charakteristische Spezifität der Wirkung des Medikamentes ist gleich Sulfonamides oft auch bereits bis zu einer Spezifität des *einzelnen* Sulfonamid*präparates* gegen bestimmte Erregergruppen vorgeschritten ist. In diesem Sinne werden aber auch immer neue Sulfonamidpräparate ersonnen und eingeführt werden, wobei als Ziel der Neuschöpfung neben der Erhöhung der Wirksamkeit des Mittels, der Verbesserung seiner Verträglichkeit, Steigerung seiner Löslichkeit, der Abänderung seiner Resorptionsfähigkeit oder Raschheit seiner Ausscheidung im Harn oder des Überganges in Blut und Liquor auch eine Erhöhung des spezifischen Charakters des Präparates im Vordergrunde steht.

In der Wundtherapie ist man bestrebt, eine relativ hohe Sulfonamid-Konzentration an Ort und Stelle zu erreichen, ein längeres Verbleiben des Mittels, also dessen weniger rasche Absorption, zu erzielen, in welcher Hinsicht Suspensionen der Sulfonamide in öliger Lösung besonders zielführend sein sollen.

Dagegen spricht aber nicht der Rat erfahrener Chemotherapeuten, Sulfonamidpräparate, allerdings ähnlicher Indikationsrichtung, dann zu wechseln, wenn ein bestimmtes Präparat im konkreten Krankheitsfalle nicht anspricht oder wider Erwarten besonders abträgliche Nebenwirkungen im Gefolge hat oder ein Krankheitsrezidiv vorliegt.

Ansonsten besteht auch für die Chemotherapie durch Sulfonamide, wie schon erwähnt, die Notwendigkeit strengster Indikationsstellung für die Medikation und damit auch die Notwendigkeit ärztlicher, wenn nicht fachärztlicher Beratung. Insbesondere soll nicht schon bei jeder banalen Darm- oder Hals-Affektion zu den Sulfonamiden gegriffen werden, wie dies ganz besonders in den ersten Jahren der sogenannten Sulfonamid-Ära mehr denn heute geübt wurde. Im allgemeinen kann ja der behandelnde Arzt in vielen Fällen schon aus den Symptomen auf den Erreger und hieraus auf das zu wählende Präparat auch ohne zeitraubende bakteriologische Untersuchung schließen. Bei schweren fieberhaften Erkrankungen unklarer Genese wird sich aber der Arzt vielleicht nur zum Zwecke eines Entfieberungsversuches zur Einleitung einer Sulfonamidkur entschließen und damit vielleicht zumindest eine Sekundär- oder Misch-Infektion erfolgreich treffen und so den kranken Körper durch Heilung eines solchen Sekundäraffektes wenigstens in seinem Kampfe gegen die Haupt- oder Erst-Infektion mittelbar stärken können.

Immerhin lassen sich aber, und zwar eben gerade nach dem Spezifitätscharakter, bestimmte Gruppen von Sulfonamid-Präparaten scheiden. So wird das alte Prontosil noch immer exquisit bei Streptokokken- und Harn-Infektionen und vor allem auch bei Erysipel zu verabreichen sein. Für Streptokokkeninfektionen, besonders der Haut, wird auch das Sulfanilamid in Betracht kommen. Die Ulirone waren ein ausgesprochenes Gonokokkenpräparat. Gegen Pneumonie, Meningitis und auch Gonorrhoe sind die Sulfapyridine (Eubasin und Dagénan), die Sulfathiazole (Cibazol und Eleudron) und die Sulfapyrimidine (Sulfadiazin, Pyrimal, Elkosin, dieses auch besonders gegen Coli) gerichtet; ausgesprochene Präparate bei Darmerkrankungen sind das Sulfaguanidin (Guanicil), Resulfon, ferner das Sulfasuxidin und Sulfathalidin. Irgafen und Globucid wenden sich hauptsächlich gegen Pneumonie, daneben sind Irgafen und Lucosil in der Wochenbettprophylaxe bevorzugt. Bei Harninfektionen kommen vor allem neben Albucid und Irgamid die Sulfathiazole in Betracht; Irgamid auch bei infektiösen Haut- und Augen-Erkrankungen; bei Wundinfektionen und Gasbrand ist neben Sulfathiazolen insbesondere Marfanil indiziert. Nur als Injektionspräparat anwendbar ist das Tibatin, hauptsächlich bei Streptokokkeninfekten, Sepsis und Meningitis. Für die intraperitoneale Anwendung wird ein Gemisch von Irgamid und Irgamidnatrium empfohlen.

Der früher dargestellten chemischen Wirkung entspricht in praktisch-therapeutischer Hinsicht die Hemmung der Ausdehnung der Infektion, wie sich diese im alsbaldigen Absinken des Fiebers, im Rückgange der toxischen Erscheinungen, wie Benommenheit, Beeinträchtigung des Sensoriums, äußert; hiezu kommt noch die Abkürzung der Krankheitsdauer, die auch vom wirtschaftlich-sozialen Gesichtspunkt bedeutsam ist. Eine anatomische Heilung schlechthin ist aber schon nach dem früher Gesagten von der Sulfonamidtherapie nicht zu erwarten, da der Heileffekt selbst vom Organismus des Kranken bewirkt werden muß. Hierauf wird noch im besonderen Teile zurückzukommen sein.

Infektionsverhütung durch Sulfonamide, sonach also Sulfonamid-P r o p h y l a x e, ist grundsätzlich nicht zu empfehlen; denn ein sicherer Erfolg prophylaktischer Behandlung würde von vornherein hohe Dosierungen des Präparates erfordern, da vorsichtig ausgemessene kleinere Dosen nur allzu leicht den Nachteil verzettelnder Medikation im Gefolge haben könnten; anderseits ist aber nicht abzusehen, wie lange die prophylaktische Verabreichung des Medikamentes fortgesetzt werden soll und kann, ohne, noch dazu bei Ungewißheit des Eintrittes des prophylaktischen Effektes, die Gesundheit desjenigen, dem die Medikation gereicht wird, zu gefährden. Man wird daher zur prophylaktischen Anwendung von Sulfonamiden im allgemeinen nur bei großer Infektionsgefahr, etwa bei einer Meningitis- oder Ruhr-Epidemie, greifen. Unter dem Gesichtspunkte prophylaktischer Anwendung läßt sich auch noch die Verwendung von Sulfonamiden im Zuge äußerer Wundbehandlung und bei Verbrennungen, und zwar insbesondere als Vorbeugung gegen eine Allgemeininfektion, betrachten. Hiemit im Zusammenhange steht auch die prä- und postoperative Anwendung von Sulfonamiden.

Sonst kommt noch Sulfonamidprophylaxe im Wochenbett, versuchsweise auch bei venerischen Erkrankungen (Gonorrhoe), als Harndesinficiens und bei Otitis media acuta, hier als Meningitisprophylaxe, und, wie schon erwähnt, als Vorkehrung gegen rheumatische Rezidive in Betracht, (Sulfathiazole oder Diazine, 0,5 bis 1 g täglich bei Kindern, 1 bis

2 g täglich bei Erwachsenen, auf zwei bis vier Portionen verteilt.) Ansonsten wurde Inhalation von Sulfonamidpräparaten, auch in kombinierter Zusammenstellung, prophylaktisch zur Luft- und Raumdesinfektion empfohlen. Schließlich wurden noch Sulfonamidtabletten zur Vorbeugung von Infektionen der Atemwege angepriesen. Vielleicht kann man auch die Verabreichung von Sulfonamiden bei Krankheiten, bei denen dieses Chemotherapeutikum, so wie beispielsweise bei den meisten Viruserkrankungen, nicht anspricht, als Mittel tauglicher Prophylaxe gegenüber den mit solchen Krankheiten häufig verbundenen Sekundär- oder Misch-Infektionen betrachten.

Mit der Sulfonamid-Prophylaxe in gedanklichem Zusammenhang steht die sogenannte Abschirmungsfunktion der Chemotherapeutika[17]. Eine solche Abschirmung kommt nämlich dann in Frage, wenn eine Bakterien-Invasion oder ein Bakterienschub in einem bestimmten kurzen Zeitabschnitt zu erwarten ist. Es soll also durch rechtzeitiges Verabreichen von Sulfonamidgaben ein weiterer Schub von auf Sulfonamide ansprechenden Krankheitserregern abgehalten werden. Bei Virus-Infektionen würde sich die Abschirmung gegen eine Invasion sekundärer Krankheitserreger richten. Bewährt hat sich auch die Abschirmung durch Sulfonamide bei Fokalinfektionen, insoferne durch diese Medikation verhindert werden soll, daß bei einer operativen Herdsanierung ein neuer Bakterienschub dazwischenkommt. Auch konnte bei einer Agranulozytose allergischer Genese eine den Patienten bedrohende Sekundärinfektion abgeschirmt werden.

4. Synergismus und Inkompatibilitäten.

Die Tatsache nun, daß oftmals die Sulfonamide allein den erwarteten therapeutischen Effekt im Vereine mit den Abwehrkräften des Körpers nicht erzielen konnten, hat zum synergetischen Zusammenwirken zweier oder mehrerer Heilmaßnahmen geführt, um solcherart zielsicherer, vollständiger und rascher die gewünschte bakteriostatische Wirkung auf additivem, nicht potenziertem Wege zu erreichen. Unter den Begriff „Synergismus" fällt auch die Kombination mehrerer, jedoch verschiedener Sulfonamidpräparate, wobei dann diese ebensowohl gleichzeitig als auch abwechselnd hintereinander

---

[17] Löffler, W., Schweiz. med. W., 77. Jg., Nr. 12, 88, 11. 1. 1947.

verabreicht werden können. Im übrigen sind auch schon Sulfonamid-Kombinationen als fertige Präparate, so das Sulphadital, zusammengesetzt aus Sulfathiazol, Sulfadiazin und Sulfamerizin, mit der Wirkung wesentlich höherer Blutkonzentration, etwa 20 mg% gegenüber 3 bis 7 mg% bei anderen Sulfonamidpräparaten, ohne beträchtliche Nebenwirkungen im Harntrakt auch bei mangelnder Alkaligabe in den Handel gekommen. Unechter oder uneigentlicher Synergismus oder noch besser als Synergetik überhaupt nicht zu qualifizieren sind aber jene Maßnahmen, die mit der Sulfonamidtherapie nur zum Zwecke der Stärkung der Abwehrkräfte des kranken Körpers oder zur besseren Verträglichkeit des Sulfonamidpräparates kombiniert werden. Unter diesem Gesichtspunkte sind vor allem die Reizkörper- und Fieber-Kuren, die Plasma- und Bluttransfusionen zu betrachten. Durch solche Maßnahmen wird nämlich nicht etwa der bakteriostatische Wirkeffekt der Sulfonamide gesteigert, sondern es soll vielmehr nur erreicht werden, daß der Organismus des Kranken selbst, und zwar eben auf Grund der von den Sulfonamiden herbeigeführten Bakteriostase, will sagen Hemmung weiterer Bakterienvermehrung, mit der Erkrankung allein fertig, sonach also die Krankheit geheilt wird. Nicht unerwähnt sei noch, daß oftmals und gerade in Fällen ernster Erkrankungen mehrere Heilmethoden gleichzeitig zur Anwendung gebracht werden, und zwar eher aus Vorsicht, Verlegenheit oder Hilflosigkeit, aber auch als Experiment, jedenfalls noch nicht auf Grund empirisch begründeter Anzeigen. Gegeben war hiebei nur, daß eine Medikation allein therapeutisch nicht wirksam wurde, so daß man auf ein positiveres Ergebnis aus der Kombination zweier Heilmittel hoffte. In solchen Fällen läßt es sich alsdann auch nicht immer bestimmen, ob eine solche gleichzeitige Medikation in der Tat synergetische Wirkung, also ein additives Zusammenwirken zweier oder mehrerer Heilmaßnahmen darstellt oder lediglich eine konkurrierende Medikation, bei der dann wirklich nur eines der gleichzeitig eingesetzten Heilmittel hilft. Übrigens vermag oftmals eine solcherart gleichzeitig geübte Medikation, wenn sie schon nicht die Hauptkrankheit heilen konnte, doch wenigstens auftretenden sekundären Infektionen oder einer hinzutretenden Misch-Infektion wirksam zu begegnen.

Als synergetische Partner der Sulfonamidtherapie finden wir heute häufig die Antibiotika, Penicillin, aber auch schon Streptomycin, nachdem man den anfänglich versuchsweise festgestellten Antagonismus der Sulfonamide gegenüber dem Penicillin praktisch verwerfen mußte. Dieser hätte nämlich darin seine Stütze gefunden, daß die Sulfonamide in höheren Konzentrationen die Penicillinwirkung bei Versuchen in vitro zu vermindern und zu verlangsamen vermochten. Späterhin wurde allerdings auch an Versuchen in vitro zugegeben[18], daß sogar die Penicillinwirkung durch den Hinzutritt von Sulfonamiden erhöht wird. Als typisches Beispiel für eine Synergetik der Sulfonamide mit dem Penicillin sei das in der Wundheilung besonders praktisch gewordene Penicillin-Cibazol-Puder sowie auch das Penicillin-Irgamid-Pulver erwähnt. Auch das Penithiazol, das pro Gramm Sulfathiazol 10 000 E. Penicillin enthält und als Schnupfpulver lokal, insbesondere bei Anginen, angewandt wird, stellt eine derartige Kombination dar. Mischpuder sind übrigens ebenso wie Mischspritzen sichtbarer Ausdruck eines bewährten Synergismus. Die Sulfocillin-Salbe, bei Haut- und Augen-Krankheiten angezeigt, vereint Penicillinnatrium mit 5%igem Sulfanilamid. Die Kombination der Sulfonamide mit dem Penicillin soll aber gerade deshalb besonders wirkungssteigernd sein, weil diesem Antibiotikum die Fähigkeit zugeschrieben wird, auch Zellmembranen und das Protoplasma des Erregers zerstören, also auch, wie schon erwähnt, bakterizid wirksam werden zu können. Praktisch hat sich aber die Erhöhung der Wirkung durch eine solche Kombination insbesondere im Kampfe gegen den Streptococcus pyogenes und den Staphylococcus pyogenes aureus geltend gemacht. Sodann soll auch das im Blute zirkulierende Sulfonamid das Penicillin vor dem seine Wirkung aufhebenden Einfluß der Penicillase schützen und damit die sogenannte Penicillin-Resistenz bei jenen Keimen paralysieren können, welche Penicillase absondern[19]. Nun fußen auch noch andere Kombinationspräparate deutlich auf dem Gedanken der Synergetik, so beispielsweise das bei Darmstörungen empfohlene Ganipec, ein Präparat, das Sulfaguanidin, Nickelchlorid und die Adsorptionswirkung des Pektins vereint und durch die beiden letzterwähnten Stoffe die Resorption im Darme verzögert, woraus hinwiederum eine geringere Toxititätswirkung des Mittels und ein geringeres Dosierungsausmaß zu folgern ist.

---

[18] Lancet, 247, 6309, 142/145, 1944.

[19] Decker, P., Rev. méd. Suisse Romande, 1948, 68, 1.

Das Supranol stellt ein gleichfalls synergetisch wirksames Kombinationspräparat, und zwar von Methylsulfapyrimidin (Methyldebenal), vornehmlich gegen Aerobier wirksam, und dem Marfanilsalz des Sulfathioharnstoffes, vorwiegend gegen Anaerobier wirkend, besonders in Fällen schwerer Sepsis indiziert, dar. Wesentlich ist aber auch die synergetische Kombination der Sulfonamide mit Serumtherapien, und zwar insbesondere bei Meningitis, Gasbrand und Diphtherie. Als wirkungssteigernd bei grampositiv, aber auch bei gramnegativ resistenten Erregern wurde der Harnstoff (vierstündlich 30 g)[20], insbesondere bei Gonorrhoe und Colimeningitis, ferner Nicobion, Vitamin PP bei der Gonorrhoe des Weibes, und endlich die gleichzeitige Applikation fluoreszierender Farbstoffe, wie Methylblau, Brillantkresylblau, besonders bei Coliinfektionen, angezeigt[21]. Auch intramuskuläre Injektionen von Laktoflavin und Insulin wurden aus bereits früher angedeuteten Gründen als im gleichen Sinne fördernd empfohlen. Der wirkungssteigernde Effekt des Harnstoffes wird aber damit erklärt, daß dieser seiner chemischen Bauart nach den Sulfonamiden ähnlich ist und daher eine ähnliche Verdrängungs- und Platzwechsel-Aktion im Enzymsystem der Bakterien hervorrufen kann wie die Sulfonamide. Daß oft chirurgische Maßnahmen mit der Sulfonamidapplikation Hand in Hand gehen, dieser voranschreiten oder ihr nachfolgen können, ist bekannt. Auch finden wir Synergetik der Sulfonamide mit der Strahlentherapie, insbesondere mit den Röntgenstrahlen, aber auch mit Kurzwellen. Ferner wird auch in jüngster Zeit der schon erwähnte Synergismus mit der Krampftherapie bei Manien und schon seit längerem bei den Meningitiden die Kombination mit der Lumbalpunktionsbehandlung versucht. Oft wirkt auch, so vornehmlich im Bereiche der Tripperkrankungen, die orale Sulfonamidmedikation gepaart mit Lokalbehandlung durch andere, längst geübte Therapeutika; bei dieser Erkrankung werden wir übrigens auch das Zusammenwirken von Sulfonamidpräparaten in oraler, parenteraler und lokaler Anwendung kennenlernen und gleichfalls als Synergismus begreifen müssen. Oft finden wir auch, insbesondere bei eitrigen Komplikationen im oto-, rhino- und laryngo-logischen Krankheitsbereiche die Kombination zweier verschiedener Sulfonamid-

[20] Ecker, A. D., Lancet, 1945, 6337.

[21] Thatcher, Mod. Med., 1946, 14, 1.

präparate angezeigt, und zwar eines mit großer Wirkungsbreite und eines zweiten auf den bakteriologischen Befund speziell abgestimmten Präparates. Die Kombination der Sulfonamidtherapie mit älteren Mitteln und Methoden treffen wir übrigens des öfteren an, so auch in der Augenheilkunde, beispielsweise bei der Behandlung des Trachoms. Als weiterer Gegenspieler synergetischer Behandlungsmethoden kommt dann auch noch, in einzelnen Fällen, die Jodtherapie und im Bereiche der Pneumoniebehandlung das Chinin in Frage. Andere, gleichzeitig im Verlaufe einer Krankheit getroffene ärztliche Maßnahmen, wie zum Beispiel Diätverordnungen, Verordnung der Ruhigstellung von Körperteilen, brauchen vom Gesichtspunkte des echten Synergismus nicht besonders betrachtet zu werden. Verordnete Vitamingaben können aber ebensowohl der Stärkung der Abwehrkräfte des Kranken dienen wie aber auch selbst mitwirkendes Heilmittel im Sinne von echtem Synergismus sein. Näheres über die hauptsächlichsten Anwendungsfälle synergetischer Maßnahmen ist aber im besonderen Teile dieses Buches angegeben.

Wesentlich scheint es auch noch, um die sogenannten, nicht nur für die Sulfonamidmedikation charakteristischen Inkompatibilitäten zu wissen. Zunächst ist, was die orale Medikation anlangt, Chinin mit gleichzeitigen Sulfonamidgaben, insbesondere von Pyridinen, unvereinbar, weil es die Resorption und Ausscheidung über Gebühr beschleunigt und sich rasch, da die Harnproduktion nicht gleichen Schritt zu halten vermag, Kristalle im Harn mit den daraus erwachsenden Gefahren bilden können. Auch pyramidon- und amidopyridin-hältige Medikamente, wie das Pyramidon selbst, ferner das Veramon, Allonal, Cibalgin sind während einer Sulfonamidkur zu vermeiden, weil hiedurch die Möglichkeit einer Leukopenie bis zur Gefahr der Agranulozytose gesteigert wird. Auch die gleichzeitige Verabreichung von Sulfonamiden mit Barbituraten und Rutin ist nicht erwünscht. Bei lokaler Applikation, also insbesondere im Falle der Wundbehandlung mit Sulfonamiden, sind solche Lokalanästhetika nicht zu verwenden, die wie Procain und Novocain p-Aminobenzoesäure durch eine im Blute vorhandene Esterase abspalten, beziehungsweise zu para-Aminobenzoesäure hydrolisiert werden; begreiflich naturgemäß, da ja nach dem Gesagten die Paraaminobenzoesäure zu den hauptsächlichsten Antagonisten der Sulfonamide gehört.

Auch sollen Opiate mit den Sulfonamiden unvereinbar sein, ein Hinweis, der gerade bei der Behandlung von Darmerkrankungen zu beachten ist. Die Ansicht aber, daß schwefel- oder sulfathältige Arzneistoffe mit einer Sulfonamidtherapie inkompatibel wären, ist heute überholt, da die neueren und neuesten Präparate nur höchst selten eine Methämoglobin-Zyanose hervorrufen und überdies bei den durch Sulfonamide hervorgerufenen Zyanosen nur in ganz seltenen Fällen ein nennenswerter Grad von Sulfhämoglobinämie feststellbar ist. Man befürchtet also sicher mit Unrecht, daß diese Stoffe, sei es in Gestalt salinischer Abführmittel, sei es als genossene Eier, im Vereine mit aufgenommenen Sulfonamiden zur Sulf- oder Methämoglobinurie führen könnten. Jedenfalls sind auch UV-Bestrahlungen und starke Insolationen während der Sulfonamidtherapie nicht zu empfehlen, da die Sulfonamide als Photosensibilisatoren wirksam werden.

5. Sulfonamid-Resistenz.

In der begrifflichen Einteilung wie auch in der Erklärung dieser Erscheinung bestehen große Unklarheiten. Wir wollen zunächst vom Begriffe der absoluten Resistenz ausgehen. Hierunter verstehen wir, daß sich das Sulfonamidpräparat gegenüber einer bestimmten Erkrankung in jeder Hinsicht, sonach also absolut unwirksam zeigt. Als Beispiel diene die auf Sulfonamide nicht ansprechende Viruspneumonie. Diese Begriffsbestimmung ist absolut sowohl auf den Erreger beziehungsweise die durch denselben hervorgerufene Erkrankungsart wie auch auf das Medikament gleichermaßen bezogen. Da, wie noch zu zeigen sein wird, die Erfahrung lehrt, daß sich im Zeitverlaufe die Sulfonamid-, aber auch schon die Penicillin- und Streptomycin-Medikation gegenüber bestimmten Krankheitserregern, zum Beispiel dem Gonokokkus, weniger wirksam zeigt als noch vor Jahren, könnte strenge genommen auch der Begriff der absoluten Resistenz insoferne ein wandelbarer sein, als es möglich wäre, daß sich eines Tages die bisher gegenüber einer bestimmten Erregerart erfolgreiche Sulfonamidmedikation als völlig unwirksam erweist. Dies soll aber an unserer Grundeinteilung nichts ändern. Der von uns aufgestellte Begriff der absoluten Resistenz wird sich meistenteils mit den anderenorts festgestellten Einteilungsgruppen primärer, auch genuiner Resistenz oder primärer Sulfonamidfestigkeit decken. Unter relativer Resistenz verstehen wir aber die Erscheinung, daß die Sulfonamide zwar auf den bestimmten Erreger — nehmen wir wieder den Gonokokkus als Beispiel — ansprechen, dies aber im konkreten Krankheitsfalle aus bestimmten Ursachen oder aus einer bestimmten Ursache nicht tun. Dabei kann die Ursache des Wirkungshindernisses entweder im Organismus des Kranken oder auf Seite des Medikamentes oder auf Seite des Krankheitserregers oder gleichzeitig auf Seite des Organismus, des Medikamentes und des Erregers oder auch nur auf Seite zweier derartiger Komponenten gelegen sein. Über die Ursache dieser Resistenz selbst besteht mancher Streit. An Hypothesen mangelt es nicht, vielen jedoch an schlüssiger Begründung. Dabei wird oftmals fehlerhafterweise aus Versuchen in vitro auf völlige Analoga in vivo geschlossen, ohne dabei zu bedenken, daß der künstliche Nährboden den viel komplizierteren Verhältnissen am lebenden Organismus nicht schlechterdings gleichgesetzt werden kann.

Als Ursachen der relativen Sulfonamidresistenz, die im Organismus des Kranken gelegen sein können, kommen in Betracht Anergie gegen die Erreger aus Gründen, die wir des näheren nicht erkennen; es mögen vielleicht rassische Gründe oder jahreszeitliche Einflüsse gegeben sein; denkbarerweise reichen auch die Eigenabwehrkräfte des kranken Körpers nicht zu, um die Vernichtung der durch die Sulfonamide in ihrer Weiterentwicklung und Vermehrung gehinderten Bakterien, sonach also die Heilung der Erkrankung, herbeizuführen. In solchen Fällen hat man es nämlich entweder unterlassen, die Abwehrkräfte des Körpers durch bestimmte Einwirkungen zu stärken, oder es haben die diesfalls entfalteten Mittel nicht den nötigen Erfolg gebracht oder ihn nicht mehr rechtzeitig erzielen können. Es können aber auch anatomische oder sonstige physiologische Ursachen auf Seiten des kranken Körpers vorliegen, so, wenn es beispielsweise Strikturen den Sulfonamid-Molekülen unmöglich machen, zum Sitze der Infektion vorzudringen. In dieser Beziehung sei daran erinnert, wie schwer es den Sulfonamiden gemacht wird, auch ohne daß anatomische Veränderungen vorliegen, zu einer eingekapselten Infektion, etwa zu den Erregern in den Höhlen der Vesiculae seminales oder der Prostata, vorzudringen. Diese Erscheinung wurde auch als der sogenannte „Hohlraumeffekt“ oder das „Felke-Phänomen“ bezeichnet, das ebenfalls einen im Organismus des Kranken begründeten anatomischen Resistenzgrund darstellt. Gerade darum hat man ja auch besonders im Harn- und Geschlechts-Trakte auf Spülungen, beispielsweise mit Albargin, zwecks Auflockerung des Gewebes vor Einsetzen anderer Medikationen oder Applikationen Gewicht gelegt. Wurde aber erst das sezernierende Epithel der Littréschen Drüsen durch Gonokokken völlig vernichtet, so fehlt es sodann den Sulfonamiden überhaupt an jenem Kampfesfeld, auf dem zwischen Meta- und Antimetaboliten jener erzwungene Austauschprozeß ausgetragen werden soll, der zur Bakteriostase hinführt. Wir wissen nun weiters, daß auf Seite des Patienten auch eine von der Norm abweichende Resorption des Sulfonamidpräparates gegeben sein kann oder daß die Verarbeitung und Ausscheidung des Medikamentes in diesem oder jenem Falle erhöhte allergische oder toxische Symptome nach sich zieht, die oft die Wurzel eines therapeutischen Mißerfolges sind oder gar zum gänzlichen Abbruch der Kur nötigen können. Und Haarspalterei wäre es, hier zu untersuchen, ob diese Fälle jener Gruppe zuzuweisen sind, bei welcher der Resistenzgrund auf Seite des Organismus, oder jener, bei der derselbe auf Seite des Medikamentes gelegen ist. Jedenfalls wollen wir hier auch diese Resistenzursachen registrieren.

Zu den Ursachen, die auf Seite des Medikamentes gelegen sind, gehört vor allem der Fall, daß aus falsch angebrachter Vorsicht unterdosiert, also mit verzettelnden Dosen, besonders häufig gerade im Rahmen einer Laien-Eigenbehandlung, „gearbeitet" wurde. Die angestrebte Bakteriostase konnte in diesen Fällen nicht gelingen, da das quantitative Verhältnis zwischen Bakterien und Sulfonamid-Molekülen mangels Erreichung des Neutralitätsquotienten nicht ein derartiges war, um im Blute jene Sulfonamid-Konzentration herbeizuführen, die dann dem Organismus die Möglichkeit bieten sollte, den zur Heilung führenden Prozeß erfolgreich zu beenden. Diese Unterdosierungsgefahr besteht übrigens auch bei Penicillin, bei dem es jedoch, wie schon bemerkt, keine Gefahr der Überdosierung gibt. Nicht unerwähnt sei noch, daß eine verzettelnde Sulfonamidmedikation im Bereiche der Typhuserkrankung Bazillenausscheider schaffen oder fördern und bei der Gonorrhoe hinwiederum Gonokokkenträger zeitigen kann. Auch ein verspäteter Medikationsbeginn kann gleicherweise Grund für die Sulfonamidresistenz abgeben und zwar in der Erwägung, daß die „feindliche Bakterienarmee" schon zu stark wurde, um noch von einem quantitativ ebenbürtigen

Gegner niedergekämpft zu werden. Aber auch der verfrühte Abbruch der Sulfonamidmedikation, also der vorzeitig geglaubte Sieg über den Feind, kann gleicherweise Ursache der Resistenzerscheinung sein. Sodann ist es auch nach dem bereits vorgetragenen Spezifitätscharakter gewisser Sulfonamidpräparate durchaus möglich, daß nicht das geeignet erscheinende Medikament, also nicht das im bestimmten Falle speziell indizierte Medikament ins Treffen geführt ward. Wir kennen nun auch aus der Erfahrung Fälle, daß das Medikament gegenüber Komplikationen einer bestimmten Erkrankung, bei der an und für sich Sulfonamide ansprechen, ohne Wirkung ist. Auch für diese Gruppe von Fällen wollen wir nicht in unfruchtbare Untersuchungen eintreten, ob diese Fälle der Gruppe „Resistenzursache auf Seite des Medikamentes" oder jener der „Resistenzursachen auf Seite des Bakteriums" oder vielleicht auch der Gruppe „Resistenzursache auf Seite des Organismus des Patienten" zuzuweisen sind. Im übrigen wurden die Resistenzursachen auf Seite des Medikamentes, wie ungenügende Dosierung oder zu später Behandlungsbeginn oder die Resistenzgründe auf Seite des Organismus des Patienten auch als „pseudoresistente" Fälle betrachtet.

Größere Verwirrung besteht aber in den Betrachtungen über die Ursache der Resistenz auf Seite des Bakteriums. Liegt nicht überhaupt absolute Resistenz im Sinne der früher gegebenen Begriffsbestimmung vor, so werden wir eine solche immer dann begreifen müssen, wenn zur Wachstumshemmung des Bakteriums eine höhere Konzentration erforderlich ist als für andere Stämme gleicher Art. Es mag nun gewiß Bakterienstämme geben, die an und für sich schon höhere Sulfonamiddosen erfordern als andere normale oder Durchschnittsstämme. Hievon abgesehen hören wir aber zu diesem Punkte des öfteren, daß durch zu geringe oder verzettelnde Dosen Bakterienstämme gefestigt oder durch mangelnde Dosierung resistent gebliebene Bakterienstämme etwa als die „überlebenden Tüchtigen" nach dem Selektionsprinzip „herausgezüchtet" werden. Nichts anderes liegt aber in diesen Fällen vor als Resistenzursache auf Seite des Medikamentes, da hier eben der Streitteil der Krankheitserreger stärker, meist numerisch stärker gewesen ist als die gegnerischen Sulfonamide. Und die „überlebenden Tüchtigen" überlebten nur deshalb den Kampf, weil eben die gegnerische Streitmacht in ihrer Gesamtwirkung zu schwach war. Angesichts dieser Erkenntnis ist es unerfindlich, sich darüber zu wundern[22], daß die Verabreichung zu geringer Sulfonamiddosen Sulfonamidresistenz begründet oder daß andererseits wiederum gesagt wird, daß bei hoher Dosierung keine Resistenz besteht. Ganz unbewiesen ist ferner die Annahme, daß auch durch die weitverbreitete Verwendung von Sulfonamiden resistente Bakterien, beispielsweise Gonokokkenstämme, „herausgezüchtet" und die empfindlichen Stämme ausgerottet werden würden. In solchen Fällen liegen wohl an und für sich schon solche Bakterienstämme vor, die sich über den Durchschnitt des Widerstandes gegen die von den Sulfonamiden bewirkte Wachstumshemmung erheben, bei denen also, mit den Worten der früher dargelegten Hypothese über den Wirkprozeß der Sulfonamide gesprochen, die Affinität der Paraaminobenzoesäure zum spezifischen Apoferment schon an und für sich eine zu große ist, als daß es den Sulfonamiden gelingen könnte, das Koferment, nämlich die Paraaminobenzoesäure, aus ihrer Verbindung mit dem Apoferment, einem Bakterienprotein, zu verdrängen. Halten sich nun solche Stämme gegenüber dem Chemotherapeutikum auch weiterhin widerstandsfähig, so pflegt dann diese Erscheinung unter dem Gesichtspunkte der „Gewöhnung" betrachtet zu werden, von der nunmehr die Rede sein soll. Vorausgeschickt wird, daß, wie schon oben angedeutet, im Schrifttum primäre Sulfonamidresistenz von sekundärer oder erworbener Resistenz, oft auch fälschlich schlechthin Pseudoresistenz genannt, geschieden wird. Von dem Umstande abgesehen, daß theorethisch die vom Bakterium erworbene Resistenz auch eine absolute werden könnte, deckt sich jedoch im ungefähren der Begriff der absoluten Sulfonamidresistenz mit der primären und jener der relativen mit der sekundären oder erworbenen. Zu den bisher gegebenen Erklärungsversuchen über erworbene Sulfonamidresistenz auf Seite des Bakteriums gehört nun auch jener der „Gewöhnung" der Erreger — oft heißt es auch des Patienten (!) — an die Sulfonamide, beziehungsweise an die schon vorher wiederholt verwendeten Sulfonamide. Man ist uns jedoch bis heute die Erklärung schuldig geblieben, wie man sich eine derartige „Gewöhnung" vorzustellen hätte. Es ist nach gewissen Erfahrungen sicher richtig, daß bei wiederholter Zufuhr bestimmter Gifte allmählich solche Dosen vertragen werden, die, vor Eintritt

---

[22] Simkovics, E., Wr. Kl. W., Jg. 59, H. 38, 26. 9. 1947.

der sogenannten Gewöhnung in der gleichen Größe aufgenommen, toxische bis letale Wirkungen nach sich gezogen hätten. Aber selbst die Ursachen einer solchen Gewöhnung sind in den bekannten Fällen des Alkohols, Morphins, der Schlafmittel und von Arsenik nicht hinreichend geklärt. So wird bei Alkohol- und Morphin-Gewöhnung davon gesprochen, daß die Gifte bei wiederholter und länger dauernder Zufuhr im Organismus schneller zerstört werden und daß bei der Arsenik-Gewöhnung der Grund hiefür in der verminderten Resorption von Arsenik durch die Darmschleimhaut gelegen sei. Anderseits wurde aber noch nie behauptet, daß sich der menschliche Organismus an den Konsum fortgesetzt großer Dosen von Sublimat gewöhnen könnte, so daß eben die Frage offen bleibt, warum sich beispielsweise die Gonokokken an die fortgesetzte Zufuhr von Sulfonamiden „gewöhnen" sollten. Und wie erklären die Anhänger der Lehre von der Gewöhnung der Sulfonamide die Tatsache, daß ein und dasselbe Sulfonamidpräparat, das bei einer Vorerkrankung erfolglos angewendet wurde, sich plötzlich bei einem Rezidive dieser Erkrankung voll wirksam zeigt? Geht man aber auf die Gewöhnungstheorie ein, dann müßte eben eine Erklärung gesucht und begründet werden, die analog ist jener, wie sie in den Fällen der Alkohol-, Schlafmittel- oder Arsenik-Gewöhnung abgegeben wird; daß also dann die Sulfonamid-Moleküle schneller vom Bakterienorganismus zerstört oder vielleicht in vermindertem Maße von den Wänden des Bakterienkörpers resorbiert werden, woraus dann die verminderte Kampfesfähigkeit der Sulfonamidkörper im Streit um den Platzwechsel resultieren könnte. Das wären aber allerdings nur Hypothesen, so daß die Erklärungen erworbener Resistenz aus einer Gewöhnung der Bakterien an die Sulfonamide vom Schrifttum zurückhaltender vorgebracht werden müßten. Und dann erst könnten weitere, allerdings vielfach nur in vitro beobachtete Erscheinungen verstanden werden, die heute noch keine beweiskräftige Erklärung gefunden haben, so etwa auch der Umstand, daß ein sulfonamidresistenter Gonokokkenstamm auch beim Geschlechtspartner resistent bleiben soll.

Da sich nun auch schon im zunehmenden Maße beim Penicillin und Streptomycin Resistenzerscheinungen zeigen, wird abzuwarten sein, ob auch die relative Resistenz der Antibiotika mit der „Gewöhnungstheorie" erklärt werden wird, die übrigens auch schon bei der Bakterienresistenz gegenüber den Immunsera ins Treffen geführt wurde. Andererseits geht es aber auch nicht an, mit dem bereits oben angetönten Beispiele der Vernichtung des Epithels der Littreschen Drüsen durch das Bakterium die Existenz sulfonamidresistenter Gonokokkenstämme und damit eigentlich die Resistenzerscheinung in ihrer Gesamtheit erklären oder ableugnen zu wollen[23]. Gewiß liegt in diesem Beispiel ein Einzelfall erworbener Resistenz vor, der auch augenscheinlich hinreichend erklärt, sicherlich Analoga besitzen wird, ohne uns aber in die Lage zu versetzen, eine durchgreifende Allgemeinbegründung der Resistenz abzugeben.

Unstichhältig ist weiters auch die Behauptung[24], daß bei sulfonamidresistenter Gonorrhoe die extrazellulären Gonokokken sulfonamidresistent seien, nicht aber die intrazellulären. Demgegenüber sei erwähnt, daß auch sulfonamidresistente Fälle mit fast ausschließlich intrazellulären Gonokokken bekannt geworden sind. Wenn aber angegeben wurde, daß bei sulfonamidresistenten Bakterienstämmen die Affinität der Paraaminobenzoesäure zum spezifischen Apoferment zu groß sei, so daß darum das Sulfonamid das Koferment aus seiner Verbindung nicht zu verdrängen vermochte, so sei demgegenüber bemerkt, daß hierin einerseits nur eine hypothetische Erklärung des Wirkungs- beziehungsweise Nichtwirkungs-Vorganges der Sulfonamide zu erblicken ist, im übrigen aber ebensowohl überdurchschnittlich widerstandsfähige Bakterienstämme vorliegen oder jene Fälle gegeben sein können, in denen das quantitative Verhältnis derart zu ungunsten der eingesetzten Sulfonamide gelegen ist, daß diese die Paraaminobenzoesäure aus ihrer Verbindung nicht zu lösen, will sagen zu verdrängen vermochten. Gesucht und gleichfalls nicht erwiesen ist auch die Erklärung, daß die Sulfonamidresistenz der Gonokokken durch eine Umstellung ihres Stoffwechsels vom Eiweiß zu den Kohlehydraten entstehe[25]. Zum Beweise dieser Annahme wird angeführt, daß Laktoflavin ebenso wie Insulin in den Kohlehydratstoffwechsel der Bakterien eingreife, einen intensiven Zuckerabbau herbeiführe, wodurch dann die Gonokokken gezwungen werden, ihren Energiebedarf wiederum auf Eiweiß umzustellen und sie sodann wieder wie vorher von der Hilfe des Kofer-

---

[23] Zollschan, J., Ars med., 1947, Nr. 4, 245.

[24] Varsanyi, F., Schwed. med. W., 1944, 3.

[25] Hüllstrung, Klin. u. Praxis (D), 1, 12, 234—236, Juni 1946.

mentes, der Paraaminobenzoesäure, abhängig werden. Es soll übrigens auch, was gleichfalls zum Beweise dieser Hypothese angeführt wird, eine kombinierte Laktoflavin-Sulfathiazol- oder eine kombinierte Insulin-Sulfathiazol-Behandlung bei resistenten Gonorrhoefällen eine erhöhte Heilungsquote erzielt haben, worauf noch im besonderen Teile zurückzukommen sein wird. Dabei ist nämlich das Insulin, wie übrigens bereits erwähnt, ein besonders aktiver Antagonist der Sulfonamide, so daß es gerade darum die Virulenz der pathologischen Keime erheblich zu steigern und vielleicht auf diesem Wege in der Tat Resistenzminderung zu bewirken vermag. Denn wir glauben aus Erfahrung zu wissen, daß zu geringe Virulenz des Bakteriums im konkreten Falle Ursache der Resistenz sein kann, da, wie gleichfalls bereits angedeutet, die Sulfonamid-Empfindlichkeit insoferne eine Funktion der Bakterien-Virulenz ist, als das Sulfonamidpräparat um so eher und um so durchgreifender wirkt, je virulenter der Bakterienstamm ist, gegen den es im Kampfe eingesetzt wird.

Da es nicht ausgeschlossen ist, daß die Bakterien selbst Stoffe produzieren, welche sulfonamid-antagonistische Substanzen, die sogenannten „Inhibitory-Substanzen", enthalten und da vielleicht das Vorhandensein solcher Stoffe, beziehungsweise das Maß ihrer Produktion mittelbar bestimmend für den Grad der Resistenz ist, wären in concreto die Bakterien dem eingesetzten Sulfonamidmedikamente auch von diesem Gesichtspunkte aus mengenmäßig entgegenzustellen. Allerdings ist auch diese Annahme unbewiesen und durch Versuche in vitro sogar angezweifelt worden.

Da Sulfonamidresistenz sich nicht mit Penicillin- oder Streptomycin-Resistenz deckt, sondern es in vielfacher Beziehung vielmehr so liegt, daß gerade penicillinempfindliche Erreger sulfonamidresistent sind und umgekehrt, ergibt sich auch für die Praxis die Schlußfolgerung, wie sehr sich gerade das Chemotherapeutikum „Sulfonamid" und das Antibiotikum „Penicillin" zu ergänzen vermögen.

Versuche, resistente Bakterienstämme zu sensibilisieren, gingen bis heute noch nicht über den Versuch in vitro hinaus. Jedenfalls war, was beim Gonokokkus beobachtet wurde, die Steigerung seiner Empfindlichkeit gegenüber den Sulfonamiden am Ende der Wachstumsphase aus erhöhtem Bedürfnis nach Paraaminobenzoesäure therapeutisch noch nicht verwertbar. Doch konnte gerade aus diesen Versuchen — allerdings wieder nur ex vitro — die bereits mitgeteilte

Erkenntnis gewonnen werden, daß ein Sulfonamidpräparat um so eher wirksam wird, je virulenter der Bakterienstamm ist, gegen den es eingesetzt wird. Auch diese Beobachtung mag mancherlei vom Resistenzproblem verständlich werden lassen.

Aus der Praxis wissen wir schließlich, daß die Sulfonamide, obgleich Resistenz in Beziehung auf die Grundinfektion besteht, sehr oft eine gleichzeitig mitverbundene Sekundärinfektion zu heilen vermögen. Hiedurch wird mittelbar auch für den Kampf gegen die Primärinfektion insoferne eine nicht unwesentliche Leistung erbracht, als die Heilung der Sekundärinfektion die Erhöhung der Widerstandskraft des Körpers bewirkt. Nicht mit Unrecht sind daher die Sulfonamide als ein unentbehrliches Mittel zum Schutze vor Sekundärinfektionen zu bezeichnen.

Wenn nun vom Praktiker die Frage aufgeworfen wird, wie den für die praktische Krankheitsheilung so entscheidenden Resistenzerscheinungen gesteuert werden könnte, wäre darauf neben dem bereits oben Gesagten zu antworten: Soweit dies überhaupt in unseren Kräften liegt, durch rechtzeitigen, möglichst frühzeitigen Beginn der Sulfonamidbehandlung, allenfalls auch in Stößen, bei richtiger Dosierung und ohne vorzeitigen Abbruch der Medikation, bei zutreffender Auswahl des Präparates nach dem dargelegten Spezifitätsprinzip und nach vorgängiger anamnestischer Erhebung allfälliger früherer, mit Sulfonamiden behandelter Krankheiten, unter Bedachtnahme auf die tunlichste Stärkung der Abwehrkräfte des Organismus des Kranken beispielsweise im Wege der Vakzine- und Reiz-Therapie.

6. Sulfonamidschäden.

Über Sulfonamidschäden, also über die abträglichen Nebenwirkungen der Sulfonamidmedikation, hat sich geradezu ein besonderes Schrifttum entwickelt. Dabei sind derartige Nebenwirkungen nicht etwa gerade für die Therapeutik mit Sulfonamiden, sondern vielmehr für die Chemotherapie überhaupt charakteristisch. Es sei nur an die bekannten Salvarsan-Schäden oder jene der Wurmmittel erinnert. Andererseits können wir schädliche Nebenwirkungen, wie wir sie bei den Sulfonamiden kennenlernen, ähnlicher Art auch bei den Antibiotika, wie Penicillin, aber auch Streptomycin, je länger je mehr beobachten. Dabei greifen diese abträglichen Nebenwirkungen oft über jene bei Anwendung von Sulfonamiden hinaus, wenn nur beispielsweise an die folgenden Penicillin-Medikations-Folgen erinnert wird: Thrombophlebitis, Bildung von mit Granulationsgewebe ausgekleideten Abszessen, tuberkulöse Abszesse, die nach intramuskulärer, das Wachstum solcher Bazillen offenbar begünstigenden Injektion entstehen, ferner Ödembildungen, wie Larynx-Ödeme nach intrazisternaler Injektion hoher Penicillin-Dosen, und weiters Verkalkungen bei Fällen von Endocarditis lenta, die mit Penicillin wirksam behandelt wurden, aber schließlich zu Herzinsuffizienz und zum Tode führten[26]. Durch Streptomycin-Anwendung ist es übrigens zu ähnlichen abträglichen Nebenwirkungen wie bei der Sulfonamidmedikation, besonders aber zu Innenohrschäden, aber auch zu Sehschädigungen gekommen. Nun fließen bei Penicillin diese abträglichen Folgewirkungen nicht etwa, wie anfangs geglaubt wurde, aus der Verunreinigung des applizierten Präparates, sondern vielmehr aus dem vermittelten Stoffe selbst. Bei den Chemotherapeutika hinwiederum handelt es sich eben um die richtige Ausmittlung des sogenannten chemotherapeutischen Index, darum nämlich, diesen also zu gestalten, daß bei größtem Wirkeffekt des Medikamentes dessen schädliche Wirkungen auf den Organismus tunlichst geringe sind. In diesem Sinne bewegt sich auch, wie bereits erwähnt, die weitere Forderung nach noch vollkommeneren Sulfonamidpräparaten. So hören wir heute bereits aus Anpreisung oder Erfahrung, daß gewisse schädliche Nebenwirkungen etwa bei Irgafen geringer seien als bei Cibazol und bei diesem Präparat wiederum geringer als etwa bei Albucid oder Globucid. Die Ursachen abträglicher Nebenerscheinungen liegen nun der Hauptsache nach im Medikament, also auch hier im Stoffe selbst, daneben aber in unrichtig geübter Medikation, sei es, daß das Präparat nicht richtig gewählt, sei es, daß die Dosierung nicht richtig bestimmt war, sonach Über-, aber auch Unter-Dosierung oder verzettelnde Dosierung vorlag, die summierend nachteilige Wirkung zeitigte, ohne den angestrebten Heileffekt zu erzielen. In diesen beiden letzteren Fällen begegnet sich sonach relative Resistenz mit den aus dem gleichen Grunde gewordenen Medikationsschäden.

Im allgemeinen sind allergische Reaktionen von toxischen auseinander zu halten, wobei jedoch die Scheidung keineswegs immer leicht fällt. In das Gebiet der allergischen

---

[26] Chiari, H., Wr. Kl. W., Jg. 60, H. 35/36, 569 ff., 3. 9. 1948.

Folgewirkungen gehört, zumindest zum größten Teile, das der Serumkrankheit ähnelnde Krankheitsbild des Sulfonamid fiebers, ferner die Urtikaria, das Lichtexanthem, also die besondere Lichtempfindlichkeit der Haut, vorwiegend an lichtexponierten Körperteilen und gerade bei pigmentarmen Menschen, insbesondere im Anschluß an Sonnenbäder, und zwar sowohl nach parenteralem, lokalem und internem Sulfonamidgebrauch. Es wird hier auch von einer photoallergischen Dermatose gesprochen[27]. Interessant ist übrigens die aus Erfahrung geschöpfte Warnung[28], daß zur Zeit einer Blatternimpfung Sulfonamide wegen erhöhter Gefahr der Photosensibilisierung nicht verabreicht werden sollen. Dabei besteht die photoallergische Überempfindlichkeit oft nur gegenüber einem bestimmten Sulfonamidpräparat, so daß dieser Beeinträchtigung schon mit einem Präparatwechsel abzuhelfen ist. Doch kann allerdings eine derartige allergische Reaktion auch dann Platz greifen, wenn die dermalen gegebene Krankheit im Injektionswege mit Sulfonamiden bekämpft wird und gegen eine vorhergehende Erkrankung orale Medikation dargereicht wurde. Das allergische Exanthem wird man übrigens zumeist daran erkennen, daß es sogleich nach Aufnahme der Behandlung auftritt und noch über die Behandlungsdauer hinaus sichtbar bleibt. Das Erythema nodosum allergischer Genese, das übrigens oft auch in Gemeinschaft mit einer Episkleritis auftritt, kann man im übrigen als solches, nämlich als eine kutan-vaskuläre allergische Reaktion am besten durch Intrakutan-Proben und an Versuchen nach Prausnitz-Küstner[29] feststellen. Diese Lichtdermatosen wird man nun genau so wie ein akutes Ekzem zu heilen trachten, also mit milden antiphlogistischen Mitteln, etwa einer 3%igen Borwasserlösung, und durch Auflegen von Ung. leniens und Pasta Zinci aa. Weit zahlreicher als die allergischen sind aber die toxischen Reaktionen. Zu diesen gehören vor allem die toxischen Erytheme und Exantheme, die zumeist erst zwischen dem achten und zwölften Tage nach Behandlungsbeginn auftreten und mit Aufhören der Behandlung verschwinden. Bei parenteraler Sulfonamidapplikation finden wir oft eine primäre Eruption

---

[27] Burckhardt, W., Ärztl. Mitt., 3, 6, 627—650, 1947.

[28] Watkinson, G. u. Hillis, Brit. med. J., 1947, 4528.

[29] Prausnitz, C. und H. Küstner, Zentralbl. f. Bakt., I., 86, 160, (1921).

an der Applikationsstelle und eine sekundäre, die sich auch anderenorts zeigen und sich schließlich zu einem generalisierten Ekzem entwickeln kann. Dabei ist die Steigerung der sogenannten Sulfonamiddermatitis bis zu einer Dermatitis exfoliativa möglich. Nicht außeracht zu lassen ist noch die Überlegung, daß die Hauterscheinung sehr wohl toxischer, aber auch allergischer Natur sein kann, ohne daß diese Toxität, beziehungsweise Allergenwirkung dem Sulfonamidpräparat als solchem allein zuzuschreiben ist, vielmehr durch dessen Anwendung schon bereits vorhandene Toxine oder Allergene lediglich aktiviert werden. Sodann können wir auch ein von nervischen Störungen begleitetes pellagroides Exanthem finden, das wohl darauf zurückzuführen sein mag, daß mit der durch die Sulfonamidmedikation verbundenen Bakteriostase auch die von den Darmbakterien bewirkte Synthese der Vitamine K und B_1 gestört wird und derart pellagroide Erscheinungen hervorgerufen werden. Als Hautschäden können wir auch, und zwar insbesondere bei der Heilbehandlung einer Impetigo mit Sulfonamidsalben, das Auftreten einer akuten Dermatitis und bei der Sulfonamidbehandlung des Ulcus cruris die Bildung von Ekzemen sehen. Beachtenswert ist schließlich, daß eine Sulfonamid-Dermatitis, die beispielsweise einmal nach lokalem Sulfonamidgebrauche auftrat, durch ihr Wiederaufflammen eine spätere lebenserhaltende Sulfonamidmedikation, etwa bei einer Meningitis oder Pneumonie, unmöglich machen kann. Sind die Exantheme leicht, wird man die Sulfonamidkur nicht unterbrechen, sondern nur die Sonne vermeiden müssen.

Sodann sind die Gefahren für den blutbildenden Apparat in Betracht zu ziehen. Und zwar kommen hiebei Veränderungen des weißen und roten Blutbildes in Betracht. Zu den ersteren gehört die Leukopenie, richtiger Ansicht nach toxisch und nicht bloß allergisch hervorgerufen, die in exzessiven, jedoch selteneren Fällen und besonders bei Sulfapyridin-Medikation bis zur Agranulozytose (Granulozytopenie), begründet in toxischer Knochenmarkschädigung, gesteigert sein kann. Der zweiten Gruppe gehören vor allem die Zyanose, die Hämolyse, hämolytische Anämie als Folge erhöhten Blutzerfalles und endlich die Bildung von Innenkörperchen (Heinz'sche Innenkörperchen) bei den Erythrozyten sowie die Anämie der Innenkörperchen an. Hiezu muß noch gesagt werden, daß die Frage, ob und welche Gefahr mit dem Auftreten der sogenannten Innenkörperchen verbunden ist, bisher noch nicht überzeugend beantwortet wurde. Bis zu 200 pro Mille sollen sie jedenfalls gefahrlos sein. Des weiteren wurde nach Sulfonamid-Einwirkung die Vermehrung großer lymphoider Zellen (Makrophagen) oftmals beobachtet, ohne daß diese auf eine kurzdauernde Reizwirkung zurückgehende Erscheinung abträglicher Natur wäre. Die Zyanose, hier enterogener Natur, wird mit der Zersetzung des Blutfarbstoffes und der Bildung von Sulfhämoglobin, heute besser Verdohämochromogen genannt, und allenfalls von Methämoglobin, also aus der Beeinflussung des O-Aufnahmevermögens und der CO-Abgabe nach außen erklärt. Dabei findet sich die Zyanose, die herrschender Ansicht nach als indirekte Folge eine nur ungefährliche Nebenerscheinung darstellt. insbesondere bei der Sulfonamidmedikation Schwangerer gesteigert; deren erhöhte Sulfonamidempfindlichkeit, beziehungsweise Neigung zu Methämoglobin-Bildung wird mit der hochgradigen Ausschwemmung jugendlicher Erythrozyten in das Blut während der Graviditätsdauer begründet. Aus der durch die Schwangerschaft hervorgerufenen Hypotonie des Darmes ergibt sich aber eine Ansammlung von H_2S, welche für die Bildung von Sulfhämoglobin (Verdohämochromogen) höchst förderlich ist. Daneben läuft aber auch die Erklärung[30], daß die Schwangerschaftszyanose durch gesteigerte Azetylierung der Sulfonamide — das ist die Umwandlung der Sulfonamide in biologisch unwirksame Verbindungen — in der Graviditätszeit herbeigeführt wird, aber schon deshalb keine ungünstigen Auswirkungen zeitigt, weil die stärkere Ausscheidung gebundenen Sulfonamides bei Schwangeren eine gesteigerte Entgiftung im Gefolge hat, daher geringere Toxitität bewirkt und höhere Dosierbarkeit des Mittels ermöglicht. Bei Wöchnerinnen mit Hypovitaminosen und gestörter Wasserbilanz kann diese Azetylierung durch parenterale Applikation von Vitamin C und B_1, ferner von Campolon und Detoxin zudem gesteigert werden. Im übrigen wurde die Behandlung der Schwangerschaftszyanose mit Thionin in Gestalt des Präparates „Katalysin" bei Fortführung der Sulfonamidmedikation empfohlen[31]. Diese soll nämlich bei einer Sulfonamidzyanose keineswegs schlechterdings abgebrochen werden; nur wird eine stete Blutkontrolle zu üben sein. Auch eine bestehende Leukopenie nötigt nicht

---

[30] Gaehtgens, G., Z. Geburtsh., 128, 3, 225—247, 1947.

[31] Elert, R., Wr. Kl. W., Jg. 58, H. 17, 24. 5. 1946.

zum Verzicht auf die Weiterführung der Sulfonamidmedikation, es sei denn, daß die Leukopenie nachweislich vom Sulfonamidgebrauche selbst herrührt, die übrigens als Sulfonamidmedikationsfolge nie tödlich zu verlaufen pflegt. Sie ist so wie jede Agranulozytose übrigens auch mit Penicillin zu behandeln. Das Abbrechen der Sulfonamidmedikation ist aber in diesem Falle ebenso wie beim Auftreten anderer Veränderungen des Blutbildes, die früher angegebenen Ausnahmen ausgenommen, notwendig. Sodann sind als abträgliche Nebenwirkungen des Sulfonamidgebrauches neben erhöhter Kapillarbrüchigkeit und damit im Zusammenhang stehender Thrombosen enzephalopathische Erscheinungen zu nennen. beginnend vom simplen Kopfschmerz bis zur Verwirrung und Apoplexie. Nervöse und psychische Störungen infolge Sulfonamidmedikation werden als Folgen des hiedurch eintretenden Sauerstoffmangels des peripheren und zentralen Nervensystems erklärt, insoferne nämlich die Sulfonamide auch die Atmungsenzymsysteme behindern sollen. zu deren Komponenten die Nikotinsäure und andere B-Vitamine gehören. Oft geht mit der Sulfonamidtherapie auch Übelkeit, Erbrechen und Durchfall einher, und zwar erfahrungsgemäß mehr bei den Pyridinen als den Thiazolen. Die nähere Ursache dieser vermutlich gleichfalls toxischen Beeinträchtigungen ist noch nicht hinreichend geklärt. Man spricht oft von lokalen Reizwirkungen. Das Fieber toxischen Ursprungs tritt nach anfänglicher Entfieberung und ohne daß Anzeichen für Rezidive vorhanden wären, zumeist am siebenten bis neunten Tage, oft aber auch erst am vierzehnten bis achtzehnten Tage nach Beginn der Behandlung auf, um durch zwei bis sechs Tage anzuhalten. Es dürfte dabei im Organismus zu einer Störung des Wärmezentrums kommen. Und zwar nimmt man an, daß im Körper größere Mengen von Toxinen frei werden oder sich chemospezifische Antikörper bilden, die das Fieber, auch bis über 40 Grade, hervorrufen. In einem solchen Falle ist, wenn ein Präparatwechsel nicht hilft, das Sulfonamidmedikament abzusetzen. Die bei darmwirksamen Sulfonamiden möglichen Darmschäden können durch Störung der Darmflora, deutlicher gesagt durch Störung der Vitamin-B_1- und K-Synthese, welche das Vorhandensein des Bact. Coli voraussetzt, beziehungsweise durch Störung der Biosynthese von Nikotinamid zu Darmblutungen oder zumindestens zur Blutungstendenz infolge Verlängerung der Prothrombinzeit führen. Insbesondere wurden Verlängerungen der Blutgerinnungszeit infolge Reduktion des Plasmathrombins durch protrahierte Sulfonamidkuren mit Succinyl- oder Phtalyl-Sulfathiazol beobachtet. Nach Penicillininjektionen hingegen wurde meist eine Verkürzung der Gerinnungszeit mit den damit verbundenen Gefahren von Thrombosen und embolischen Zwischenfällen beobachtet. Unter den schädlichen Einwirkungen auf das Nervensystem wäre auch noch die Polyneuritis zu erwähnen, die nach intralumbalen Injektionen oder nach chronischer Sulfonamidmedikation auftreten kann. Der Polyneuritis kann durch hohe Vitamin PP- und B_1-Gaben, Verordnung von Strychnin und Physiotherapie, den abträglichen Darmwirkungen bei einer etwa gegen Bazillenruhr bewerkstelligten Medikation mit schwer resorbierbaren Sulfonamidpräparaten aber durch Darreichung von Vitamin-K-Gaben, Nikotinsäureamid und Aneurin, parenteral appliziert, vorgebeugt werden. Der selteneren Folgewirkung einer Polyneuritis kann man aber auch dadurch entgehen, daß man Sulfonamide mit einer Methylgruppe oder mehreren Methylgruppen vermeidet, strenge Körperruhe verordnet und gleichzeitig Vitamin PP und B_1 verabreicht. Das Auftreten einer Neuritis nach intramuskulärer Injektion eines löslichen Sulfonamidpräparates in der Nähe eines größeren Nervenstammes, etwa des Ischiadikus, wird aber meistens als technischer Injektionsfehler gewertet werden müssen. Einem Nikotinsäureamid-Mangel wird übrigens auch die nach Sulfonamidmedikation ab und zu bemerkte Schwarzfärbung der Zunge zugeschrieben. Hautödeme, auch angioneurotische Ödeme, ferner Glottisödem, wurden insbesondere im Gefolge der Verabreichung von Sulfoguanidin und Succinylsulfathiazol beobachtet. Sie können durch schutztherapeutische Verabreichung von Kalium- statt Natriumsalzen zumeist vermieden werden. Als nachteilige Augenerscheinungen konnten transitorische Myopie, als Folge einer Linsenschwellung oder durch Spasmus des Ziliarmuskels erklärt, weiters Akkomodationskrämpfe und neuro-retinale Degeneration, insbesondere nach Ultraseptyl, und schließlich sogar — allerdings meist nur einstündig währende — Amaurose, die als Folge eines Hirnödems auftrat, Konjunktivitis und flüchtige Skleritis, die beiden letzteren vorwiegend nach Sulfathiazolmedikation, beobachtet werden. Potenz- und Libidostörungen sowie Beeinträchtigung der Spermogenese des Keimepithels wurden bei männlichen Individuen als unerwünschte

Begleiterscheinungen der Sulfonamidtherapie festgestellt. Sehr beachtenswert sind ferner die Nierenschäden, von der rasch vorübergehenden Oligurie über die Hämaturie bis zur Anurie, und zwar auch mit hämorrhagischen Suffusionen der Blase; Kristallurie, hervorgerufen durch verzögerte Harnausscheidung und dadurch, daß verabsäumt wurde, für die Dauer der Sulfonamidtherapie für reichliche Flüssigkeitszufuhr Sorge zu tragen, und dies besonders bei bestehender Niereninsuffizienz und geringerer Löslichkeit des angewandten Präparates. Merkwürdig ist übrigens, worauf an dieser Stelle nochmals hingewiesen wird, daß Sulfonamid-Mischungen, etwa von Sulfathiazol, Sulfadiazine und Sulfamezathin, im Harn viel löslicher sind als ihre Bestandteile, so daß derartige Mischungen verabreicht werden sollen, wenn trotz Alkali- und reichlicher Flüssigkeitszufuhr Kristallurie auftritt. Bei diesen dem Harntrakte zugehörigen Prozessen dachte man früher an eine Filtration in die Glomeruli und an eine im Zuge der Ausscheidung sich vollziehende Konzentration in den Tubuli; jetzt aber nimmt man an[32], daß diese Ausscheidung der Sulfonamide in einen proximalen Abschnitt der Tubuli geschieht, da dort und in den Ureteren und zwar in deren distalen Teilen, schwerlösliche Sulfonamidkristalle abgelagert werden, wodurch es sodann zu Epithelschädigungen der Harnwege von Seiten der scharfen Sulfonamidkristalle käme. Es scheinen jedoch diesfalls nicht nur mechanische Vorgänge, sondern doch wohl auch chemisch-nephro-toxische und allergische Momente vorzuliegen. Treten derartige Schädigungen im Zuge der Sulfonamidmedikation frühzeitig auf, so spricht dies eher für den allergischen Charakter. Ob aber generalisierte Arteritiden ohne Nachweis von Sulfonamidkristallen, am ausgeprägtesten in den kleinen Nierenarterien beobachtet, in der Tat auf eine gegenüber dem Sulfonamidpräparate bestehende Allergie zurückgehen, ist noch unbewiesen[33]. Nierenschäden, wie toxische Nephrosen und Nephritiden, sind aber bei den heute in Anwendung stehenden Sulfonamidpräparaten wesentlich seltener geworden. Sie waren übrigens zumeist, da nur reversible Veränderungen vorlagen, auch ohne Operation heilbar.

An Leberschäden wurden Ikterus, wenn zu einem solchen Anlage vorhanden, ferner akute gelbe Leber-Atrophie

---

[32] Berglin, Th., Nordisk Med., 34, 24, 1355—1360, 13. 6. 1947.

[33] v. Rijssel, Th. G. u. Meyler, Ndld. Tschr. Geneesk., 91, 38, 2649—2658, 20. 9. 1947.

und Leber-Parenchymschäden genannt, weshalb Sulfonamide nur mit Vorsicht und bei gleichzeitiger Leberschutz-Therapie zu verabreichen sind, wenn chronische Leber-Parenchymschäden bestehen; weiters wurden noch Fettnekrosen, insbesondere nach intramuskulärer oder intraglutäaler Injektion öliger Lösungen von Sulfonamiden oder von Natriumsalzen der Sulfonamide beobachtet. Als seltenere Folge der Sulfonamidmedikation wurden noch eine Steatorrhoe des Pankreas und bei der intraperitonealen Anwendung der Sulfonamide Schädigungen der Serosa, insbesondere in Gestalt postoperativer Adhäsionen, beobachtet. Auch hat man Hydroarthrosen und Arthralgien sowie ferner Knochenschäden als Folge der Sulfonamidtherapie beschrieben. Auf die Gefahren endolumbaler Injektionen mit Sulfonamid-Präparaten instabiler Löslichkeit und daß daher von solchen Injektionen mit derartigen Präparaten Abstand genommen wurde, ist bereits hingewiesen worden. Bemerkenswert ist aber, daß mitunter auch bei Anwendung geeigneter Sulfonamid-Präparate, beispielsweise bei Behandlung eitriger Meningitiden, durch die einsetzenden Heilungsvorgänge bewirkte Spät-Komplikationen beobachtet wurden, die in einer durch hohen Fibringehalt hervorgerufenen bindegewebigen Organisation ihre Ursache hatten und zur Bildung von Schwielen, aber auch eines Hydrocephalus internus occlusus führten. Die intravenöse Injektion hypotonischer Lösungen zwecks Verdünnung des Liquors und Herbeiführung seiner besseren Zirkulation kann in dieser Richtung jedenfalls als vorbeugend wirksam geübt werden.

Weil nicht Sulfonamidschaden im eigentlichen Sinne, wird die mit der Sulfonamidtherapie öfters verbundene Lavierungsgefahr, besonders bei Otitis media acuta und bei der Behandlung von Geschlechtskrankheiten, im besonderen Teile behandelt werden. Im übrigen gehört es zu den mit der Sulfonamid-Anwendung möglicherweise verbundenen Irreführungen, daß eine bereits geheilte Erkrankung als solche jedoch nicht betrachtet wird, da wiederum Fieber auftrat, das jedoch nur Folge einer fortgesetzten Sulfonamidmedikation war und mit deren Abbruch wieder verschwunden ist. Andererseits glaubt man aber oft, daß die Hauptkrankheit durch Sulfonamide geheilt worden sei, indessen aber nur eine damit verbundene Sekundärinfektion geheilt wurde.

Prekär ist auch die Situation, wenn eine gleichzeitig vorliegende Lues und Gonorrhoe gleichzeitig mit Sulfonamiden und Arsenobenzolen behandelt wird und nicht erkannt werden kann, ob die nachteilige Folgewirkung der Medikation auf dieses oder jenes Präparat zurückzuführen ist, ob also ein Sulfonamidexanthem oder ein Milian'sches Exanthem vorliegend ist. Praktisch wird man in solchen Fällen die Medikation derart einrichten, daß tunlichst nicht die weit wichtigere Verabreichung der Arsenobenzole unterbrochen werden muß, indes man alle Vorsichtsmaßnahmen zwecks tunlichster Herabsetzung der Steigerung der Überempfindlichkeit des Organismus gegen das Sulfonamid wahrnimmt und insbesondere die Sulfonamidstöße auf einen einzigen beschränkt[34].

Gleich hier soll übrigens noch auf die paradoxe Heilwirkung der Sulfonamide hingewiesen werden, worunter wir begreifen, daß Krankheiten, die durch Sulfonamidmedikation hervorgerufen werden können, in anderen Fällen gerade wieder durch Sulfonamide heilbar sind. Ich erwähne als Beispiel die Sulfonamid-Anwendung bei Strahlendermatitis und anderen Strahlenschäden, wiewohl nach dem oben Gesagten gerade das Auftreten einer Dermatitis infolge Sulfonamidmedikation nicht allzu selten beobachtet werden kann. Oder: Cibazol wird gegen Asthma bronchiale und Heuschnupfen, also gegen Allergosen, sogar mit kupierender Wirkung (5—10 ccm Cibazollösung intravenös) empfohlen, wiewohl gerade das Auftreten von Allergosen Folgewirkung des Sulfonamidgebrauches sein kann. Schließlich wurde auch die Heilung der Agranulozytose mit Sulfonamiden versucht, wiewohl gerade diese Erkrankung durch Sulfonamid-Darreichung größerer Dosen ausgelöst werden kann. Nicht unerwähnt sei noch in diesem Zusammenhange, daß es auch Lichtschutzmittel (Salben) gibt, die Sulfonamidstoffe enthalten.

Recht wichtig ist aber nicht nur das Wissen, wie diese sogenannten Sulfonamidschäden geheilt werden können, sondern auch, wie man diesen Schäden vorzubeugen vermag. Zur Sulfonamid-Schutztherapie gehört, wie übrigens schon erwähnt, vor allem und in Sonderheit bei der Bekämpfung von Infektionen der Harnwege durch Sulfonamide

---

[34] Streitmann, B., Wr. Kl. W., 1946, Jg. 58, Nr. 3, S. 44, 15. 2. 1946.

die reichliche Flüssigkeitszufuhr. Mindestens 1500 ccm pro die scheinen geboten; das Präparat soll ja rasch vom Darm in das Blut übergehen und auch, zumindest im allgemeinen, rasch aus dem Organismus wieder ausgeschieden werden. Die gleichfalls schon besprochene, auch der Herabsetzung der Gefahr der Kristallbildung dienende Alkalisierung des Harns kann durch Gaben von Natrium bicarbonicum bis zu 14 g, von Natrium lacticum bis zu 20 g oder von Natrium citricum von 16 bis 17 g täglich bewirkt werden. Auch Urea, gleichzeitig mit Sulfonamiden verabreicht, verhindert deren Niederschlag und die Bildung von Steinen und anderen Schädigungen des Harntraktes. Gegen Übelkeit werden Coramin-Tropfen, gegen Erbrechen, auch vorbeugend, wird aber die subkutane Applikation von Nikotinsäureamid (50 bis 100 mg) empfohlen. Wider die Leukopeniegefahr als Sulfonamidmedikationsfolge wurde intramuskuläre Milchinjektion (10 ccm) während der Sulfonamidkur angeraten. Die Darreichung von Vitamin B_1 soll aber Nekrosen und Nervenschäden vorbeugen. Sind Darmschäden bereits eingetreten, so kann man es mit Hefe-Präparaten unter Verabreichung von Fleischextrakt neben Riboflavin und Vitamin-K-Gaben versuchen. Ob und inwieweit die p-Aminobenzoesäure auch einmal therapeutisch-medikamentös oder auch nur prophylaktisch gegen Sulfonamidschäden verabreicht werden kann, steht noch dahin. Jedenfalls würde ein Zusatz von p-Aminobenzoesäure zur Nahrung oder eine an dieser Säure reiche Nahrung die Sulfonamidwirkung an sich und damit naturgemäß auch den Eintritt allfälliger abträglicher Nebenwirkungen der Sulfonamide erschweren.

Ansonsten ist ständige Kontrolle nicht bloß des Blutbildes, sondern auch Harnkontrolle dringend geboten. In dubiosen Fällen ist es aber vorsichtig, bei Auftreten eines unklaren Exanthems — so im Zuge einer Tripperbehandlung mit Sulfonamiden — eine Blutprobe auf etwa vorliegende Lues vorzunehmen, ehe man sich verleiten läßt, einen Sulfonamid-Rash oder ein toxisches Exanthem anzunehmen. Aus dem bereits oben Gesagten ergibt sich ferner, daß Bestrahlungen mit Sonne oder ultravioletten Strahlen während und unmittelbar nach einer Sulfonamidmedikation zu vermeiden sind. Auch Heftpflaster-Applikation erhöht zur Zeit des Sulfonamidgebrauches die Sulfonamidempfindlichkeit durch Provokation von Hautreizen. Bei alten Personen ist denn überhaupt Zurückhaltung mit der Sulfonamidtherapie wegen Gefahr für den Blutdruck angezeigt. Schließlich ist Schwerarbeit während einer Sulfonamidkur ebensowenig geraten wie Höhenflug. Im übrigen empfiehlt es sich, bei toxischen Reaktionen auf Sulfonamidgebrauch vorerst ein anderes Präparat zu wählen, falls der Patient bereits auf eine frühere Sulfonamidbehandlung mit Fieber, Dermatitis oder anderen abträglichen Folgewirkungen reagierte; dies aus der Erwägung, daß oft nur gegen ein bestimmtes Präparat Empfindlichkeit besteht. Trotzdem sind aber auch dann, also trotz des Präparatwechsels, neuerliche schädliche Nebenwirkungen nicht ausgeschlossen, zumal es neben der öfters geleugneten speziellen Präparat-Reaktion eine Gruppensensibilisierung gibt, worunter zu verstehen ist, daß beispielsweise Empfindlichkeit für Sulfathiazol auch eine solche für Sulfapyridin bedeutet. Neuerdings hat sich übrigens mehrfach gezeigt, daß die Sensibilisierungsgefahr durch Kombination mehrerer verschiedener Sulfonamidpräparate dadurch vermieden werden konnte, daß bei jedem der verschiedenen Präparate die einzelne Dosis im Rahmen der additiv indizierten Gesamtgaben sehr niedrig gehalten ward — eine Erscheinung, die allerdings gegen die angenommene Gruppensensibilisierung sprechen würde.

Zur Prüfung der Sulfonamidempfindlichkeit wird übrigens eine Intrakutanreaktion empfohlen, die auf dem Antigengehalt des Blutserums nach Verabreichung von Sulfonamidgaben beruht. Man entnimmt zu diesem Zwecke einem mit Sulfonamid behandelten Patienten bei einer Blutkonzentration des Sulfonamidpräparates von mindestens 2 mg% 20 bis 30 ccm Blut und pipettiert das Serum ab, nachdem das Blut geronnen ist. Von diesem Serum injiziert man dem auf Sulfonamidempfindlichkeit zu Prüfenden 0,05 ccm intrakutan. Die Probe ist positiv, wenn wenige Minuten nachher eine starke Stichreaktion auftritt.

Erwähnt sei noch, daß gegen allergische Wirkungen der Sulfonamide Desensibilisierungsversuche mit ansteigenden kleinsten Sulfonamiddosen unternommen wurden. Und zwar sind etwa 3 g im Verlaufe von zwei bis drei Wochen verabreicht worden: als erste Versuchsdosis 0,125 g und weiterhin je nach Erfolg in etwas erhöhter oder etwas reduzierter Einzeldosis. Derartige Versuche scheinen aber, weil, wenn nicht sehr vorsichtig ausgeführt, nicht ungefährlich und daher nicht sehr empfehlenswert, da im Zuge dieser

Versuche auch schwere Allgemeinreaktionen beobachtet werden konnten[35].

Im allgemeinen waren aber die Gefahren der Sulfonamidschäden in früherer Zeit größer als heute, als man noch allgemein bei jeder banalen Rhinitis, Enteritis oder Diarrhoe, ja bei jedem nur merkbar auftretenden Fieber dem Drange, für sich jedenfalls „Modernes" in Anspruch zu nehmen, folgte und ohne Beratung durch einen Arzt, geschweige denn durch einen erfahrenen Chemotherapeuten, zu den Sulfonamiden griff, wodurch man zu den Sulfonamidschäden auch noch die Gefahr einer Sensibilisierung heraufbeschworen hatte, mit der man um einer rascher geheilten Diarrhoe willen den Preis des Lebens bei einer später auftretenden Pneumonie bezahlen mußte.

---

[35] O'Donovan u. Klarfajn. Lancet. 252, 6439, 139—140, 25. 1. 1947.

B. Besonderer Teil.

Die therapeutische Anwendung der Sulfonamide bei einzelnen Krankheiten oder Krankheitsgruppen.

7. Pneumonie.

Auch heute noch ist die Feststellung wahr, daß die Sulfonamidtherapie sowohl bei der croupösen wie auch bei der Broncho-Pneumonie geradezu das Mittel der Wahl darstellt. Wir sprechen in einem solchen Falle auch von einer unbestrittenen Obligatwirkung der Sulfonamide. Nur dann, wenn sich gegen das Sulfonamidpräparat Resistenz zeigt oder die Pneumonie eine abszedierende oder durch Staphylokokken hervorgerufen ist, wird dem Penicillin der Vorzug zu geben sein; bei abszedierenden Pneumonien schon deshalb, weil die hiemit verbundene größere Eiterbildung allemal die Sulfonamidwirkung beeinträchtigt. Penicillin ist aber eher auch dann angezeigt, wenn der Kranke an Leukopenie oder stärkerer Anämie leidet oder seine Harnausscheidung gestört ist oder sonstige Nichtverträglichkeiten des Sulfonamidpräparates konstatiert wurden oder zu erwarten sind. Auch wird man zum Penicillin dann greifen müssen, wenn mit Sulfonamiden trotz Präparatwechsels kein rascher, deutlicher Erfolg, spätestens nach dreißig Stunden, zu erzielen ist. In schwereren Fällen, im vorgeschrittenen Alter, bei ausgedehnten Infiltraten wird man aber schon am Beginne der Erkrankung die Sulfonamide mit Penicillin zu kombinieren trachten. Im übrigen greift man praktisch zu den Sulfonamiden dann, wenn diese leichter oder billiger erhältlich sind als das Penicillin. Vermag aber auch dieses nicht zu wirken, so wird man zu den alten therapeutischen Mitteln zurückkehren müssen, soferne nicht neuerdings Streptomycin am Platze ist.

Die atypische Viruspneumonie, auch Pneumonitis genannt und oft aus Röteln oder Influenza entwickelt, ist, wie

4*

die Influenza selbst, den Sulfonamiden gleicherweise wie dem Penicillin unzugänglich; nur sekundäre Infektionen, etwa durch Pneumo- oder Streptokokken bewirkt, sind im Zuge dieser Erkrankung mit Sulfonamiden erfolgreich bekämpfbar oder durch deren Anwendung zu verhüten, wodurch zweifellos die Abwehrkräfte des Organismus gegen die Grunderkrankung gestärkt werden. Im allgemeinen läßt Resistenz der Sulfonamide gegenüber einer pneumonischen Erkrankung, insbesondere daran erkenntlich, daß das Fieber trotz Medikation im Beginne der Erkrankung keinen Abfall zeigt, im Wege medikamentöser Differential-Diagnostik auf Viruspneumonie schließen. Bei den Pneumonien des Kindesalters erscheinen die Sulfonamide gleichfalls — allerdings ebenso wie das Penicillin — angezeigt, sonach also bei der interstitiellen plasmozytären Pneumonie der Frühgeborenen und auch bei der Bronchopneumonie, die wir des öfteren auf dem Boden eines Keuchhustens entstehen sehen.

Als wesentliche Wirkung der Sulfonamidmedikation wird auch bei der Pneumonie neben einer schon nach Stunden zu beobachtenden Besserung des Allgemeinbefindens vor allem die rasche Entfieberung des Patienten nach zwölf bis vierundzwanzig, längstens achtundvierzig Stunden, jedenfalls aber innerhalb von zwei bis drei Tagen herbeigeführt. Und zwar vollzieht sich diese zumeist im Wege einer rasch erzwungenen und von dem sechsten bis achten Tag auf den zweiten Tag vorverlegten Krise, womit auch die Beseitigung der Lebensgefahr für den Kranken und die Verkürzung der Krankheitsdauer überhaupt verbunden ist. Hiedurch ist aber auch die für den Kranken und seine Umgebung so bitterbang empfundene, fast einwöchentliche Wartezeit bis zur kritischen Lyse, will sagen Entfieberung, weggefallen. Gerade mit dieser geht aber auch die schwere allgemeine Intoxikation rasch zurück, Somnolenz schwindet, Appetenz kommt wieder, Pulsfrequenz fällt zur Norm, Husten und Dyspnoe verliert der Kranke, der sonach entscheidend rasch zum Rekonvaleszenten wird. Auch die Leukozytenzahl sowie die Linksverschiebung des Blutbildes kehren fast gleichzeitig mit der Entfieberung zur Regel zurück. Diese Akzeleration des Krankheitsprozesses bringt es auch mit sich, daß wir des öfteren nur Ein- oder Zwei-Tag-Pneumonien zu sehen bekommen und das Stadium der sogenannten grauen Hepatisation zumindestens nicht manifest wird. Mit all dem ist jedoch, was zur Vermeidung von Mißverständnissen betont werden soll, noch nicht etwa die Heilung der Pneumonie eingetreten, der gegenüber daher ebenso wie bisher nach glücklich überstandener Krise die altgeübte Allgemeintherapie, wie antiphlogistische Herz- und Kreislauf-Mittel, O_2-Inhalationen bei Dyspnoe und Zyanose, bis zum Erlöschen aller klinischen Symptome auch weiterhin angewendet werden muß. Es bleibt daher der physikalische Lungenbefund so lange bestehen, bis die Lyse des Lungenexsudates beginnt. Erst dann hebt auch die Kochsalzausschwemmung im Harn an und ein parapneumonisches Empyem geht erst wiederum mit eingetretener Lyse zurück. So wie nun einerseits durch die rasche Entfieberung schwerere Komplikationen, wie Pleuritis, Empyem, Abszedierung, weitgehend vermieden werden, können anderseits andere, vielleicht leichtere Komplikationen, wie Nachfieber, Spätfieberzacken und auch echte pneumonische Rezidive, die dann ebenso wie die Pneumonie selbst zu bekämpfen sind, beobachtet werden, obwohl derartige Komplikationen vor der sogenannten Sulfonamid-Ära nicht bekannt waren. In Sonderheit sind hievon ältere Menschen befallen, und zwar derart, daß unter Umständen solche Komplikationen für den Patienten auch tödlich ausgehen können. Wurde daher des öfteren erwähnt, daß die Mortalität bei Pneumonie in der Sulfonamid-Ära eine höhere geworden sei als in der sogenannten Chinin-Ära, in der insbesondere Solvochin und Transpulmin angewendet wurden, so ist dies richtigerweise damit zu erklären, daß ältere Patienten gerade dank der Sulfonamidtherapie solche Komplikationen erleben konnten, die gar nicht bekannt waren oder an denen diese Kranken schon ob ihres höheren Alters zugrunde gingen. Das uneingeschränkte Lob der alten Chinintherapie ist daher in dieser Beziehung unbegründet. Und es gehört in der Tat zu den bedeutsamsten Erfolgen der Sulfonamidtherapie, der Pneumonie vieles von ihrer Gefährlichkeit für das Leben des Kranken genommen und die Sterblichkeitsziffer bei der Bronchopneumonie von 35 % auf mindestens 10 %, bei der croupösen Pneumonie von 20 bis 30 % sicher sogar unter 10 % herabgedrückt zu haben.

An Sulfonamid p r ä p a r a t e n, die bei pneumonischen Erkrankungen angewendet werden, sind zu nennen: An erster Stelle ist wohl das Sulfathiazol (Cibazol) anzuführen, sodann die Sulfodiazine (Pyrimal), weil diesen beiden Gruppen erhöhte Verträglichkeit zugeschrieben wird; ferner Sulfapyridin, Eubasin (3 bis 6 g täglich in intravenöser

Spritzung, beziehungsweise 20 g in 5 bis 6 Tagen oral), dem die rascheste Entfieberungswirkung zukommen soll und das darum bei der Pneumokokken-Pneumonie als Mittel der Wahl bezeichnet wurde, wenngleich bei ihm abträgliche Nebenerscheinungen in reicherem Maße beobachtet werden konnten; ferner das Sulfamerizin, Sulfomethazin, letzteres besonders bei Säuglingen zu empfehlen. Es stellt ebenso wie das französische Präparat Dagénan, das gerade bei Lobärpneumonien empfohlen wird, ferner das Elkosin, Irgafen und auch Irgamid deshalb ein Präparat optimaler Medikation dar, weil der erstrebte Heileffekt bei geringerer Dosierung und bei größeren Intervallen in der Verabreichung des Medikamentes — sechs- bis achtstündlich statt vierstündlich — und bei gleichzeitig länger anhaltender und rascher erreichter Konzentration im Blute erzielt wird. Ferner werden auch Globucid und Pyrimal bei pneumonischen Erkrankungen angewendet. Das bereits genannte Dagénan soll auch bei Einsetzen einer Frühbehandlung die Pneumonie geradezu zu kupieren vermögen, wenn bis zur Fieberfreiheit zweistündlich zwei Tabletten zu 0,5 g bis zu einer Gesamtdosis von rund 30 g gegeben werden.

Grundsätzlich soll die Dosierung individuell gestaltet, also nicht an feste Regeln gebunden werden. Im allgemeinen hat die Anfangsdosis bei Erwachsenen mindestens 2 bis 3 g, beziehungsweise 4 bis 6 Tabletten zu 0,5 g zu betragen; die weiteren Dosen wären vierstündlich mit 1 bis 1,5 g beziehungsweise mit 2 bis 3 Tabletten auszumessen. Grundsätzlich ist auch eine Stoßtherapie geboten, und zwar dergestalt, daß der erwachsene Kranke je nach Schwere des Zustandes als Anfangsdosis 2 bis 4 g am ersten und zweiten Tage, je 3 g am dritten und vierten Tage, je 2 g am fünften und sechsten Tage, und zwar anfangs in einstündlichen, später in drei- bis vierstündlichen Intervallen, erhält. Oder: Am ersten Tage in einstündlichen Intervallen zwei- bis viermal zwei Tabletten, sodann am zweiten Tage alle drei Stunden je zwei Tabletten, jedoch auch am ersten und zweiten Tage nicht mehr als 4 g täglich, sodann abfallend durch drei bis vier Tage sechsmal zwei, viermal zwei, zweimal zwei Tabletten pro die. Auch ist es möglich, die Stoßwirkung mit einer einzigen Dosis von 10 bis 12 g, aber auch in zwei gleichteiligen Dosen von je 5 bis 6 g oder verteilt auf drei bis vier Tage in fünfstündlichen Intervallen zu versuchen neben Verabreichung von 0,4 Askorbinsäure, 5 g Natrium bicarb. oder citr.

und reicher Flüssigkeitszufuhr während dieser Kur. Wurde erstmalig der Stoß an einem einzigen Tage verabreicht, so ist eine allfällige Wiederholung des Stoßes am zweiten bis vierten Tage nach Verabreichung des ersten Stoßes möglich. Von Irgafen sind bekanntlich halbe Dosen hinreichend. So sollen am ersten Tage 4 g, davon 1 g initial, sodann dreimal zwei Tabletten bis zur Entfieberung und weitere zwei bis drei Tage je 1.5 bis 2 g bis zu einer Gesamtdosis von 7 bis 9 g gegeben werden. Bei Kindern sind 0,1 g pro Körper-kg am ersten Tage, sodann 0,05 g pro Körper-kg angezeigt. Sonach sind im Kindesalter die Dosen verhältnismäßig zu reduzieren; doch ist auch hier die Stoßtherapie zulässig.

Bei der interstitiellen plasmozytären Pneumonie der Frühgeborenen wird insbesondere Cibazol, allenfalls neben Kurzwellen und Stimulantien, durch elf bis zwanzig Tage in der Dosis von 0,2 bis 0,3 g pro Körper-kg und Tag, nach einigen Tagen auf 0,1 bis 0,5 g zurückgehbar empfohlen. Von Irgafen werden 3 g während der ersten 24 Stunden, 1 g alle acht Stunden, 2 g am zweiten und dritten Tage, 1 g die weiteren Tage bei einer Gesamtdosis von 8 g genügen. Mit Erfolg wurde aber auch gerade bei den Pneumonien des Kindesalters eine einmalige Sulfathiazol-Dosis von 0,3 g pro Körper-kg bei Kindern bis zu 10 kg oder bis zu drei Jahren, von 3 bis 4 g bei Kindern von 11 bis 20 kg und von 4 bis 5 g bei Kindern von 21 bis 30 kg angewendet, wodurch die Entfieberung prompter herbeigeführt und mit der halben Gesamtdosis das Auslangen gefunden ward. Für Kinder über drei Jahre wurde auch als Ausmaß dieser Medikation 0,2 g pro Körper-kg, jedoch nicht über 8 g, vorgeschlagen.

Ein vierundzwanzigstündlicher Stoß, etwa von Sulfathiazol oder Sulfodiazin, wird auch bei Lungenkollaps, beispielsweise im Falle einer postoperativen Lungenatelektase, einer Pneumonie im luftlosen oder kongestionierten Lungenteile vorbeugen können. Prophylaktisch mögen auch die Sulfonamide das Auftreten einer posttraumatischen Pneumonie zu bekämpfen imstande sein. Bewirkt nun die Anwendung des Sulfonamidpräparates die erwartete rasche Entfieberung nicht, treten Rezidive auf oder entwickelt sich ungeachtet dieser Therapie ein schleppender Verlauf der Erkrankung, so erscheint es geboten, das Präparat zu wechseln und mit einem anderen die Stoßtherapie nach einer zweitägigen Pause zu wiederholen. Bei oraler schlechter Verträglichkeit kommt auch die intravenöse, allenfalls die intramuskuläre

Injektion in Frage. So kann bei Lobärpneumonie die intravenöse Applikation (3 bis 6 g pro die) neben der oralen Verabreichung (20 g oral in 5 bis 6 Tagen) zur Wahl gestellt werden. Oft empfiehlt es sich überhaupt, die erste Dosis intravenös zu applizieren. In synergetischer Anwendung ist aber gerade bei croupöser Pneumonie die Sulfonamid-Penicillin-Therapie empfohlen worden. Aber auch das noch immer gepriesene Chinin wird entgegen der sonstigen Unverträglichkeit beider Medikationen mit den Sulfonamiden gepaart, sei es, daß etwa Sulfathiazol oral und Solvochin intramuskulär, beziehungsweise Solvochin-Kalzium intraglutäal injiziert oder Chininfortan verabreicht wird, das eine Kombination von Prontosil und Solvochin-Kalzium darstellt. Und zwar werden Solvochin-Kalzium-Injektionen ein- bis zweimal täglich, etwa 2 ccm intramuskulär oder 5 ccm intraglutäal, oder intravenös langsam durch drei Tage, allenfalls bis zur Entfieberung, empfohlen. Bei Pneumonien im Säuglingsalter wurde auch die schon erwähnte synergetische Wirkung von Kurzwellen mit Sulfonamiden und bei Pneumonien des pertussoiden Typus die gleichzeitige Anwendung des Sauerstoffzeltes zwecks Bekämpfung der bedrohlichen Hustenanfälle versucht. Die rektale Applikation von Sulfonamiden kommt im Bereiche der Pneumonie nur ausnahmsweise, nämlich in Fällen, in denen sich sowohl der oralen Medikation wie der Injektionsbehandlung Schwierigkeiten entgegenstellen, zur Anwendung. Die Inhalation von Sulfonamiden als Adjuvans der Pneumonietherapie ist aber gegensätzlich zu jener von Penicillin aus den bereits früher dargelegten Gründen nicht empfehlenswert. Im übrigen sind tunlichste Frühbehandlung und ständige Überwachung der Blutbefunde gerade bei der Sulfonamidtherapie der Pneumonie von Wesenheit.

Zusammenfassend kann sonach gesagt werden, daß die Behandlung der Pneumonie auch heute noch die hauptsächlichste Domäne der Sulfonamide darstellt.

8. Meningitis.

Die Bekämpfung der Meningitis durch Sulfonamide gehörte wohl zu den aufsehenerregendsten Fällen dieser Therapie, da vor Einführung der Sulfonamide zur Heilung der Meningitiden über 30 %, ja bis zu 80 % der Fälle in wenigen Tagen zum Tode führten, indes heute bei epidemischer Meningitis die Mortalität sogar auf 5 % gesunken ist.

Bei der Meningokokken - Meningitis, also beim Formenbilde der epidemischen Meningitis, stellen die Sulfonamide auch heute noch das Mittel der Wahl dar. Hier wird man demnach von einer Obligatwirkung der Sulfonamide sprechen können und diese selbst dem Penicillin vorziehen müssen, zumal dieses nur intralumbal gespritzt werden müßte und auch dies wegen möglicher schwerer Nebenerscheinungen, wie aseptische Meningitis, Muskelparesen der Beine, Verlegung des Abflusses von Liquor cerebrospinalis, nicht ungefährlich ist. Die intralumbale Verabreichung des Penicillins ist aber deshalb notwendig, weil Penicillin, intramuskulär oder intravenös selbst in enormen Dosen verabfolgt, gegensätzlich zu den Sulfonamiden, und zwar trotz der bei den Meningitiden sich vollziehenden Auflockerung der Blut-Liquor-Barrière, nicht imstande wäre, in genügender Konzentration im Liquor aufzutreten. Aber auch bei der durch Pneumo-, Staphylo- und Gonokokken verursachten Hirnhautentzündung sowie bei der Influenza-Meningitis werden die Sulfonamide, allerdings nicht mit dem gleichen Erfolge wie bei der Meningokokken-Meningitis, angewendet. Bei der tuberkulösen Meningitis ist aber von den Sulfonamiden überhaupt nicht viel zu erwarten; gegen diese wird man heute eher mit Streptomycin vorzugehen trachten.

Bei den anderen Arten der Hirnhautentzündungen liegen aber die Heilergebnisse ähnlich wie bei der Anwendung von Penicillin, dem bei der eitrigen Meningitis allerdings aus den bekannten Gründen der Vorzug zu geben sein wird, indessen ansonsten dieses Antibiotikum nur in Fällen von Sulfonamid-Resistenz heranzuziehen ist. Im übrigen pflegen die Sulfonamide praktisch dann vorgezogen zu werden, wenn Penicillin zu teuer oder nicht erhältlich ist. Aber auch in Fällen nichtepidemischer Meningitis wurde schon angesichts der mit jeder Hirnhautentzündung verbundenen Lebensgefahr zu synergetischen Verfahrensmethoden, obenan zur Kombination der Sulfonamide mit Penicillin, aber auch mit Streptomycin, gegriffen, meist aus der Befürchtung, daß vielleicht ein Medikament allein der Krankheit nicht Herr zu werden vermag.

Bei der durch Pneumokokken hervorgerufenen Meningitis wird als Kombinationstherapie meist Penicillin sogleich intralumbal 8000 bis 12 000, aber auch 16 000 E. in einer Lösung von 2000 E. pro ccm in zwölfstündigen Intervallen und sodann weiter täglich in Dosen von 10 000 bis

5000 E. gleichfalls intralumbal durch mindestens fünf Tage und daneben den gleichen Zeitraum hindurch Penicillin intramuskulär oder intravenös im Dauertropfeneinlauf rund 120 000 E. pro die verabfolgt, während in synergetischer Funktion das Sulfonamid, beispielsweise etwa Elkosin, maximal bis 16 g täglich, oder Sulfodiazin, oral oder im Wege der Nasensonde, aber auch intravenös mit einer Erstdosis von 4 g, sodann zwei- bis vierstündlich 2 g bei genügender Flüssigkeitszufuhr gegeben wird. Das Sulfonamid wird dann nach Absetzen des Penicillins, sonach also nach vier bis fünf Tagen, auf 1 g vierstündlich reduziert und in dieser Dosis noch durch etwa eine Woche fortgesetzt. Sollte das Sulfodiazin nicht gut vertragen werden, so wird es während der intralumbalen Penicillintherapie auszusetzen und dann neuerlich zu verabreichen sein. Die oben mitgeteilten Dosierungen verstehen sich für Erwachsene.

Bei der Pneumokokken-Meningitis im Kindesalter wurde neben der Allgemeintherapie mit Bluttransfusionen und Vitamingaben auch die Kombination von intralumbal, weniger parenteral verabreichtem Penicillin mit oraler Sulfonamidmedikation, wie Sulfodiazin, Elkosin, Cibazol, Diazil, empfohlen. Erprobt wurde bei Kindern Sulfonamid anfänglich 0,05 g pro Körper-kg intravenös und gleichzeitig 0,1 g pro Körper-kg oral, sodann etwa 0,2 g pro Körper-kg oral in sechs Gaben alle 24 Stunden, kombiniert mit Penicillin intralumbal 5000 bis 10 000 E. in zwei Gaben, außerdem dreistündlich intramuskulär 1500 bis 2500 E., sonach pro die 12 000 bis 20 000 E., nach zwei bis drei Tagen Verringerung der Gaben um die Hälfte; bei älteren Kindern, aber auch Erwachsenen, wären zu verabreichen an Sulfonamid 3 g intravenös, ferner 2 bis 4 g oral, sodann 1 g alle vier Stunden; gleichzeitig Penicillin 10 000 bis 20 000 E. intralumbal täglich und dreistündlich 5000 bis 10 000 E. intramuskulär. Jedenfalls sind bei der durch Pneumokokken hervorgerufenen Meningitis auch bei Kindern größere Penicillindosen erforderlich; doch darf die tägliche Verabreichung von Penicillin 420 000 E. insgesamt, also intramuskulär und intralumbal, und von Sulfonamid 16 g nicht überschreiten. Diese Kombinationstherapie erfordert eine durchschnittliche Behandlungsdauer von acht bis zehn Tagen und ist einer Medikation mit Sulfonamiden allein oder Penicillin allein, aber auch einer Kombinationstherapie von Sulfonamiden mit Antipneumokokken-Serum jedenfalls vorzuziehen.

Im übrigen wird auch in Fällen, die zunächst nur mit Penicillin endolumbal und parenteral behandelt wurden, nach Absetzen des Penicillins zur ausschließlichen Verabreichung eines Sulfonamides, Sulfadiazin, Sulfamethazin oder Sulfathiazol, allenfalls auch von Sulfanilamid etwa durch eine Woche lang geraten. Vor Rezidiven, die bei einer ausschließlichen Penicillinbehandlung des öfteren beobachtet wurden, wird aber gerade die Kombination oder Nachbehandlung mit Sulfonamiden schützen können. Auch hier wird übrigens durch das möglichst frühzeitige Einsetzen einer Behandlung die Prognose der Erkrankung wesentlich gebessert. Der Vollständigkeit halber sei erwähnt, daß gegen Pneumokokken-Meningitis jetzt auch die Kombination des Streptomycins mit Sulfonamiden geübt wird.

Bei der durch Staphylokokken hervorgerufenen Meningitis gibt man meist dem Penicillin den Vorzug, allerdings auch in Kombination mit Sulfodiazin oder Sulfamerizin: Irgafen half bereits bei Hirnhautentzündungen, die durch den Streptococcus viridans provoziert wurden. Auch sind Kombinationsstöße mit verschiedenen Sulfonamidpräparaten, etwa von Cibazol mit Tibatin, letzteres intralumbal, insbesondere bei Streptokokken-Meningitis versucht worden, und zwar aus der Erwägung, daß wenigstens eines der beiden Präparate wirksam sein müßte. Gegen die seltene, durch Pyocyaneus bewirkte und wie eine eitrige Meningitis zu behandelnde Hirnhautentzündung wurde die Anwendung von Marfanil, und zwar einer 5%igen Sulfamylon-Hydrochlorid-Lösung, gegen lokale Infektion versucht; in neuerer Zeit soll auch Streptomycin, nicht aber das Penicillin, gegen den Bazillus des blaugrünen Eiters mit Erfolg angewendet worden sein.

Schwieriger liegen die Verhältnisse bei der Influenza-(Pfeiffer-)Meningitis. Hier werden Sulfapyridin-, Sulfathiazol- und besonders auch Sulfapyrimidin-Präparate, Irgamid, Diazil (0,5 g pro Körper-kg) und Elkosin (0,6 g pro Körper-kg) mit etwa gleichem Erfolge angewendet. Und zwar muß die Medikation bis zur Entfieberung und Normalisierung der Liquorzellzahl bei negativen Kulturen durch mindestens zwei Wochen vor sich gehen. Neben der oralen Verabreichung kommt in schwereren Fällen die intramuskuläre, allenfalls auch die intravenöse Applikation, am besten mit Sulfapyridin in 500 ccm 0,5- bis 1%iger Kochsalzlösung zu bewerkstelligenden Dauertropfinfusion durch etwa 72 Stunden.

auch unter Zugabe von Stimulantien, Vitaminen B und C, allenfalls auch bei gleichzeitiger Zufuhr des gleichen Quantums einer 5%igen Dextroselösung, bei einer Sulfonamiddosis von 0,15 bis 0,2 g pro 450 g Körpergewicht in vierundzwanzig Stunden zur Anwendung. Zur intramuskulären Applikation eignen sich gerade die Präparate der Sulfapyrimidin-Reihe, da diese weniger zu Nekrosen und Nervenschädigungen führen als die Sulfathiazole und Sulfadiazine. Die Anfangsdosis soll hiebei doppelt so groß sein als die drei- bis vierstündlich zu verabreichende Einzeldosis. Empfohlen wird bis 0,5 g pro Körper-kg, bei Kindern 0,075 bis 0,1 g vierstündlich zu verabreichen. Von Elkosin ist bei Kindern 0,4 g pro Körper-kg und Tag verordnet worden. Im allgemeinen ist damit zu rechnen, daß bei Influenza-Meningitis vier- bis fünfmal so hohe Dosen zu geben sein werden als sonst bei Meningitiden üblich sind, damit eine Blutkonzentration bis zu 40 mg% und eine Liquorkonzentration bis 27 mg% erreicht wird. Penicillin wirkt nicht auf Influenza-Bazillen. Gleichwohl wurde bei Influenza-Meningitis des Säuglings und Kleinkindes Penicillin intralumbal, aber auch intramuskulär hochdosiert, auch kombiniert mit Sulfadiazin oder Elkosin, bis insgesamt 125 g oral bei einer Erstdosis von 1 g und weiterhin vierstündlich 0,5 g verabreicht und diese Therapie mindestens sieben Tage nach Sterilisierung des Liquors fortgesetzt. Auch wurde die synergetische Anwendung der Sulfonamide, und zwar wiederum am besten von Sulfodiazine mit spezifischem Kaninchenserum, dieses intramuskulär oder intravenös injiziert, bei Gesamtdosen von 200 bis 250 mg angezeigt. In jüngster Zeit ist auch in schwereren Fällen die weitere Kombination von Sulfodiazin, Kaninchen-Immun-Serum mit Streptomycin intralumbal und intramuskulär, sodann von Streptomycin und Promin neben Gaben von Vitamin A und D, aber auch Streptomycin allein, dieses intrathekal appliziert, versucht worden, welch letzteres auch allein in leichten bis mittelschweren Fällen wie überhaupt bei gramnegativen Erregern dieser Erkrankung hilft. Selbstverständlich empfiehlt es sich, auch neben der Sulfonamidbehandlung Lumbalpunktionen und Bluttransfusionen vorzunehmen.

Die eitrige Streptokokken-Meningitis wird anscheinend Domäne des Penicillins, wiewohl auch Tibatin-Injektionen bei täglichen therapeutischen Lumbalpunktionen versucht wurden. Die gramnegative Coli-Meningitis ist selten; sie konnte mit Sulfathiazol, am ersten Tage vierstündlich 1,5 g, an den folgenden sechs Tagen vierstündlich 1 g, geheilt werden. Die gleichzeitige Verabreichung von Sulfodiazin und Urea soll gerade bei Coli-Meningitis eine erhöhte Wirkung gewährleisten. Bei Anthrax-Meningitis wurde Antianthraxserum in Kombination mit Penicillin, allenfalls bei gleichzeitiger Verabreichung von Sulfodiazin-Gaben zur Anwendung gebracht. Die tuberkulöse Meningitis dürfte eher in das Heilbereich des Streptomycins zu verweisen sein; doch ist auch Promizol, Promin, letzteres intravenös gespritzt 2 bis 3 g täglich, bei größeren Kindern 6 g in zwei Einzeldosen durch fünf Tage neben Gaben von Vitamin A, B, C und D_2, hinwiederum aber auch mit Streptomycin kombiniert, verabreicht worden.

Bei den septischen Formen der Meningitis mit Einschluß des Little-Bamatterschen Syndroms ist es aber zur Synergetik von Sulfonamiden (0,6 g pro Körper-kg und Tag intravenös und intramuskulär) mit Penicillin intralumbal, intrathekal und subokzipital gekommen. Bei der Peripachymeningitis acuta purulenta (Extradural-Abszeß), einer der gefährlichsten Komplikationen der Otitis media acuta, wird Sulfathiazol allein oder mit Penicillin gepaart operative Eingriffe wie die Laminektomie unterstützen können. Die zweite gefährliche und häufigere Hirnkomplikation der Otitis media acuta stellt die septische Thrombose beziehungsweise Thrombophlebitis des Sinus cavernosus dar. Hier wurden neben chirurgischen Eingriffen, wie Ausräumung des primären Eiterherdes und des Thrombus, möglichst frühzeitig verabreichte Dosierungen von Cibazol, kombiniert mit Dagénan (zweimal 2 g Sulfonamide in einem Intervall von vier Stunden, sodann in regelmäßigen Abständen 6 bis 12 g pro die absteigend bis einige Tage nach Temperaturabfall), aber auch die Kombination von Elkosin mit Penicillin versucht.

An Dosierungs-Vorschriften bei der Meningokokken-Meningitis finden wir angegeben: Bei Säuglingen durch mehrere Tage oral oder subkutan oder intravenös in Dauertropfinfusion 0,3 bis 0,4 g pro Körper-kg und Tag, sodann herabgemindert auf die halbe Dosis, 0,2 bis 0,1 g, durch etwa drei Tage, in den ersten drei Tagen gepaart mit je einer Lumbalpunktion, stets aber bei reichlicher Flüssigkeitszufuhr mit allfälliger Wiederholung nach acht Tagen, falls der Liquor noch nicht völlig saniert sein sollte; über das Säuglingsalter hinaus, sonach bei Kleinkindern 0,1 oder 0,15 bis

0,2 g, allenfalls 0,3 g pro Körper-kg und Tag, zuerst in intravenöser, sodann in intramuskulärer Spritzung, schließlich in oraler Verabreichung, allenfalls mit Meningokokkenserum kombiniert, um die Abwehrkräfte des Organismus möglichst zu steigern. Für Sulfathiazol wird empfohlen bei Kindern unter einem Jahre 0,5 g intravenös oder intramuskulär und 4 g oral in den ersten vierundzwanzig Stunden dreistündlich und je 3 g an den folgenden Tagen. Oder: Als Eingangsdosis bei Erwachsenen oral 4 bis 6 g, bei Kindern 0,1 g pro Körper-kg und weiters alle vier Stunden ein Sechstel der Tagesdosis durch zehn Tage, sodann durch zwei Tage die halbe Dosis bei mittleren Fällen, erhöhbar um 30 % in schwereren Fällen. Auch wurde die Einleitung der Behandlung durch intravenöse Spritzung, etwa mit 50 ccm einer 25%igen Sulfodiazinlösung, als Eingangsdosis empfohlen, woran sich sodann die orale Medikation anzuschließen hätte. Im allgemeinen wäre dabei mit einer Durchschnittsdosis von 65 g innerhalb von zwölf Tagen zu rechnen. Außerdem kommt die Applikation durch intramuskuläre Injektion sowie mittels Magensonde in delirösen Fällen und solchen der Bewußtlosigkeit in Frage, indes die endolumbale Spritzung wegen Gefährlichkeit — Hydrocephalus internus durch Verklebungen — bereits aufgegeben wurde.

An wesentlichen W i r k u n g e n erfolgreicher Sulfonamidtherapie sind anzuführen: Auch hier das rasche Absinken des Fiebers innerhalb eines und eines halben Tages bis zu zwei Tagen zur Norm, hiemit im Zusammenhang die Besserung des Allgemeinzustandes des Kranken und schließlich die Sanierung des Liquors, der wiederholt einer Kontrolle auf seine Zusammensetzung und insbesondere auf Bakterien zugeführt werden muß; endlich wäre die allgemeine Entgiftung zu nennen, die im Wiedergewinnen des Sensoriums und Schwinden der Somnolenz ihren sichtbaren Ausdruck findet. Jedenfalls wird auch eine Abkürzung der Krankheitsdauer bewirkt. Bemerkenswert ist noch, daß die Zellzahl des Liquors rasch und in steiler Kurve unter dem Einfluß der Medikation abfällt, sodann aber noch längere Zeit über der Norm bleibt. Auch hier sehen wir, daß die anatomische Heilung der klinischen Besserung nachhinkt.

Die Präparate, welche hier für die Sulfonamidmedikation zur Verfügung stehen, wurden bereits genannt. Gerade bei der Meningitis hat das Eingreifen des chemotherapeutischen Präparates, soll seine Wirkung erfolgreich sein, tunlichst frühzeitig, ja längstens in ein bis zwei Tagen seit Beginn der Erkrankung, sonach geradezu schlagartig mit vollen Dosen zu erfolgen. Eine Verzettelung der Medikation wäre gerade hier wegen Gefahr der Bildung sekundärer Eiterherde und anderer Rezidiverscheinungen von besonderer Gefahr. In schwereren Fällen wird man gut tun, vorsichtsweise auch zwei verschiedene Präparate gleichzeitig zur Anwendung zu bringen. Auf das wechselseitige und abwechselnde Einspringen der Sulfonamide und des Penicillins, ausgenommen wohl bei Influenza-Meningitis, wurde bereits hingewiesen. In sporadisch auftretenden Fällen meningitischer Erkrankungen wird, falls der Patient nicht innerhalb von vierundzwanzig Stunden auf Sulfonamidbehandlung anspricht, die Typisierung der Meningokokken, am besten im Wege der unmittelbar vom Liquor abzunehmenden Neufeldschen Quellungsreaktion, empfohlen, um das gruppenspezifische Serum anwenden zu können, falls nicht in solchen Fällen überhaupt vorweg zum Penicillin gegriffen oder dieses sofort mit vollen Dosen Sulfonamid kombiniert wird. Daß die Lumbalpunktion als Therapeutikum mit chemotherapeutischen Maßnahmen gepaart wird, wurde bereits gesagt.

Auch die Erzeugung von künstlichem Fieber mittels Pyrifer ist mit der Verabreichung eines Sulfonamidstoßes zu dem Zwecke kombiniert worden, um eine weitere Auflokkerung der Blut-Liquor-Schranke unter künstlichem Fieber herbeizuführen. Immer müssen aber auch die allgemeinen Heilmöglichkeiten im Auge behalten werden. Hieher gehören neben den reichlichen Lumbalpunktionen zur Vermeidung von Verklebungen und zwecks besserer Durchblutung der Liquorräume die gleichfalls schon erwähnten Bluttransfusionen zur Hebung des Allgemeinbefindens, ferner die Verabreichung von Vitaminen, vor allem C (Redoxon), von Percorten und schließlich von Sedativa. Daß der Liquor am besten durch intravenöse Injektion hypotonischer Lösungen gegen Fibrin-Abscheidungen verdünnt zu halten ist, wurde gleichfalls schon erwähnt. Stets wird aber der Ausgangsherd zu beachten und zu behandeln sein, wobei vor allem anderen an die otogene oder rhinogene Entstehung der Meningitis zu denken ist. In solchen Fällen wird es nämlich zumeist darauf ankommen, den primären Eiterherd operativ auszuräumen und gleichzeitig neben lokaler Einstreuung von Sulfonamiden, etwa von Marfanil-Prontalbinpuder, mit einem vier- bis sechstägigen Sulfonamidstoß zweier Sulfonamidpräparate, so Eleudron mit Cibazol oder Cibazol mit Tibatin gepaart, vorzugehen, wobei die Erstdosis mindestens 2 g zu betragen hat, die weiteren Gaben vierstündlich zu verabreichen und insgesamt 8 bis 14 g in den ersten vierundzwanzig Stunden zu geben sind. Selbstverständlich können auch die Sulfonamide mit Penicillin kombiniert werden. Bei Besprechung der Sulfonamidtherapie gegen Otitis media acuta wird noch besonders darauf hingewiesen werden, daß im Zuge dieser Erkrankung bei Meningitis-Verdacht sofort mit vollen Sulfonamiddosen einzusetzen ist. Hiedurch wurde auch ein wesentlicher Rückgang der Mortalität der otogenen Meningitis seit Einführung der Sulfonamidtherapie bewirkt.

Bei Meningitis-Epidemien hat man sich übrigens auch entschlossen, ungeachtet der im allgemeinen zu beobachtenden Zurückhaltung prophylaktischer Anwendung der Sulfonamide, diese vorbeugend, und zwar durch zwei Tage etwa je 2 g, anzuwenden. Abschließend läßt sich auch hier von der Sulfonamidtherapie sagen, daß diese ziemlich ausschließlich zumindest die Meningokokken-Meningitis beherrscht.

9. Wundbehandlung und Chirurgie.

(Abszesse, Empyeme, Phlegmonen.)

Der unleugbare Wert der Sulfonamide in Chirurgie und Wundbehandlung muß gleichwohl noch immer als umstritten bezeichnet werden. Gerade gegen die Lokalanwendung der Sulfonamide auf diesem Gebiete wird vorgebracht, daß deren Applikation eine austrocknende, die Regeneration hemmende Wirkung nach sich zöge, wodurch Störungen in der Lymphorrhoe eintreten und die in der Wunde sich bildenden Peptone die bakteriostatische Wirkung der Sulfonamide aufheben würden. Wiewohl heute, was gleich vorweggenommen werden soll, dem Penicillin in Chirurgie und Wundbehandlung der Vorzug gegenüber den Sulfonamiden eingeräumt wird, da es durch Eiter, Blutextravasate und Eiweißabbauprodukte nicht beeinträchtigt wird, mit der lokalen Infiltrationsanästhesie nicht unverträglich ist, als praktisch atoxisch die Gewebe nicht schädigt und besonders auch gegen Staphylokokken, hämolytische Aerobier und Anaerobier wirksam ist, enttäuschte gleichwohl auch dieses Antibiotikum bei seiner lokalen Anwendung insoferne, als durch allzu rasche Resorption und durch die sich in bestimmten Fällen bildende Penicillase die Penicillinwirkung selbst beeinträchtigt wird. Auch ergaben sich infolge Verzögerung der Blutgerinnung Gefahren bei dessen lokaler Applikation, und zwar insbesondere bei Operationen, bei denen die Bildung eines festen Blutkoagulums von Bedeutung ist.

Von der Wundbehandlung durch Sulfonamide läßt sich nun jedenfalls sagen, daß oberflächliche und Hautwunden sowie offene Frakturen der lokalen Sulfonamidbehandlung mit Erfolg zugänglich sind, sei es, daß die Applikation in Gestalt von Pulver (Wundstreupulver) oder Puder (Cibazol-, Marfanil- oder Prontalbin-Puder) oder in Salbenform — beispielsweise als 10%ige Sulfathiazolsalbe — oder durch Spray (10%ige Sulfathiazol-Suspension in Wasser) oder mittels feuchter, mit Sulfonamiden beschickter Verbände[36] vor Wundschluß erfolgt. Eines steht aber jedenfalls fest, **daß** die chirurgische Versorgung, im wesentlichen bestehend in Exzision, Drainage und Ruhigstellung der Wunde, obenan steht und daß sich auch die Folgen einer mangelhaften chirurgischen Versorgung durch die Allgemeinanwendung von Sulfonamiden nicht verhüten lassen. Mit anderen Worten: Durch die Anwendung von Sulfonamiden soll die chirurgische Versorgung nicht eingeengt, sondern in ihrer Wirkung gesichert und geschützt werden, etwa derart, daß der Eintritt von Infektionskeimen in die Operationswunde verhindert oder Infektionen, die durch das Eröffnen von Abszessen in Körperhöhlen den Geweben drohen, ausgeschaltet werden. Dem einmaligen Einstreuen eines Sulfonamidpräparates in genähte Wunden kommt aber ebensowenig maßgeblicher Schutzwert zu wie auch ein gedankenloses prophylaktisches „Taufen" jedweder Wunde mit Sulfonamiden besser zu unterlassen wäre. Das Gebot rechtzeitiger chirurgischer Wundversorgung gilt nun insbesondere für andere als bloß oberflächliche und Hautwunden, also auch für Weichteil- und Knochen-Wunden. Ist aber eine Wunde rechtzeitig operativ versorgt und offengelassen, so kann bei mäßig virulenter Infektion durch wiederholte Lokalapplikation von Sulfonamiden durch Be- und Einstreuen von Puder (Marfanil-Prontalbinpuder) oder von kombiniertem Penicillin-Sulfathiazol-(Cibazol-)Puder (5000 O.E. auf 1 g Sulfa-

[36] Für solche Verbände empfiehlt sich eine 5%ige Öl-in-Wasser-Emulsion nach folgendem Rp.: Sulfathiazol 5%, Triethanolamin 2%, Aqua dest. 24%, weißes Bienenwachs 5%, Paraff. liquid. 64%.

thiazol), durch Sprays oder mit Sulfonamidemulsion beschickte Verbände, insbesondere Gazeverbände, auch bei gleichzeitiger Oralmedikation — auch von Marfanil-Prontalbin-Tabletten 3 bis 6 g durch sechs bis acht Tage — vor Wundschluß durch primäre oder sekundäre Naht eine glatte Wundheilung erzielt und verhindert werden, daß eine verunreinigte Wunde zu einer infizierten wird. Bei Bauchwunden wird auch die Instillation einer Sulfonamid-, am besten einer Sulfodiazin-Suspension, angewendet. Schwammtamponaden mit Sulfonamiden werden aber in der Hirn-Chirurgie geübt. Die früher erwähnte, aus der Lokalapplikation der Sulfonamide erfließende Wirkung ergibt sich jedoch nicht schlechthin, sondern nur dann, wenn die verunreinigte Wunde durch ein frühzeitiges gehöriges Debridement, also durch Exzision der verschmutzten Hautränder, Entfernung des abgestorbenen Gewebes, allenfalls kleiner loser Knochensplitter, nach chirurgischen Regeln gereinigt, kurzum ordnungsgemäß für gehörige Wundtoilette gesorgt wurde. Ist aber die Wunde bereits infiziert, so mag immerhin auch noch Lokalbehandlung, etwa Spülung mit in einer heißsaturierten, 0,85%igen Kochsalzlösung gelöstem Sulfathiazol, am Platze sein. Im Vordergrunde hat aber gerade bei fortschreitender akuter Infektion die Allgemeintherapie durch orale Verabreichung von Sulfonamiden, allenfalls deren parenterale Applikation im Wege intravenöser Spritzung zu stehen, um hiedurch eine Allgemeininfektion zu verhindern, sonach also die akute Infektion zu beherrschen, die lokale Infektion lokal zu halten, sie in ihrem Fortschreiten, sei es mit, sei es ohne Bakteriämie, zu lokalisieren, kurzum eine Sepsis zu verhindern und solcherart Wundprophylaxe in wahrem Sinne zu üben. Als weitere Wirkungen einer derartigen Sulfonamidbehandlung werden sich dann rasche Entfieberung, Herabsetzung der Komplikationen und Verkürzung der Heilungsdauer herausstellen. Desgleichen werden Wundinfektionen nach aseptischen Operationen, die durch sulfonamidempfindliche Erreger gesetzt wurden, durch orale oder parenterale Applikation gehemmt oder vermindert. Man wird denn dann überhaupt vor und nach Operationen mit einer solcherweise gearteten prä- oder postoperativen Sulfonamidmedikation als prophylaktische Maßregel also das unternehmen, was gemeiniglich Ausführung einer Operation unter Sulfonamidschutz genannt wird. Dabei wird man vor Operationen im infizierten Terrain Sulfonamide oral oder parenteral geben können, am besten Sulfathiazol oder Sulfodiazine, welch letztere auch bei Mischinfektionen mit gramnegativen Keimen ansprechen, und zur intravenösen Spritzung deren Natriumsalze verwenden. Allerdings scheinen gerade die Sulfonamide auch in ihrer prä- und postoperativen Anwendung vom Penicillin abgelöst zu werden.

Bei ausgedehnten Wunden zeigen sich die Sulfonamide nicht so wirkungsvoll; ebensowenig bei stark eitrigen oder gar jauchigen Wunden, bei denen Penicillin unbedingt vorzuziehen ist. Das Gleiche gilt von den noch zu besprechenden Infekten in serösen Körperhöhlen und bei geschlossener Infektion mit Eiter. In den letzteren Fällen können die Sulfonamide auch die chirurgische Öffnung eines Eiterherdes ohne Abfluß nicht ersetzen.

Auch im Bereiche von Chirurgie und Wundbehandlung kommt die synergetische Anwendung der Sulfonamide mit Penicillin, aber auch mit Streptomycin in Betracht. Schon die Mischpulver, wie das vorerwähnte, gerade in der Kriegschirurgie erprobte Marfanil-Penicillin-Puder, sind ein sichtbar deutlicher Ausdruck dieser Zusammenarbeit. Freilich darf es sich dabei nicht um Penicillin-resistente oder Coli-Erreger handeln, gegen die dann das Sulfonamid allein, am besten Marfanil, das auch gegen Anaerobier wirksam ist, eingesetzt wird.

In der Neurochirurgie, insbesondere bei Operationen an Hirn und Rückenmark, zum Beispiel bei Kopfverletzungen mit Meningitis-Gefahr, soll den besten Infektionsschutz die Insufflation einer reizlosen Mischung von Penicillin-Kalzium mit Sulfamezathin, die 5000 E. Penicillin pro g Sulfonamid enthält, abgeben. Bei Basedowoperationen senkt der Sulfonamidschutz, am besten durch Sulfadiazine bewirkt — 8 g am Tage vor der Operation, 4 g täglich durch zwei bis vier Tage nach der Operation — neben Lugol oder Jodnatrium den Grundumsatz und verhindert postoperative Komplikationen und präoperative Krisen. Auch wird in jüngster Zeit Synergetik der Sulfonamidinjektions-Therapie, natürlich auch der Penicillin-Injektions-Therapie, mit der Applikation von Peniciplast geübt, einem aus einem Penicillin-notatum-Stamme erzeugten bakterienhemmendem Präparate, das gerade zur Verwendung in der Lokaltherapie besonders geeignet ist.

An dieser Stelle sei noch erwähnt, daß in neuester Zeit auch dem Streptomycin mit seiner Wirkung bei Misch-infektionen mit grampositiven und gramnegativen Keimen erhöhte Bedeutung bei der Bekämpfung chirurgischer Infektionen zukommt. Daß es ebenso wie das Penicillin durch Prokain nicht beeinträchtigt wird, gehört zu seinen Vorzügen, da lokale Infiltrationsanästhesie mit Prokain oder Novokain die Sulfonamidwirkung schwächt. Auch Bacitracin beginnt auf diesem Wege, und zwar besonders bei Abszessen und Furunkel, Beachtung zu empfangen. Über das Gramicidin fehlen uns nähere überprüfbare Angaben. Es soll bei gleichzeitiger schmerzlindernder Wirkung besonders für die Behandlung von Hautinfektionen, eiternden und schweren Brandwunden und von Abszeßhöhlen in Betracht kommen.

Naturgemäß werden die Sulfonamide auch bei der Behandlung von Abszessen, und zwar gerade von akuten Abszessen, herangezogen; freilich zumeist in synergetischer Anwendung mit Penicillin. Der Hauptsache nach kommen für eine Sulfonamidtherapie Lungenabszesse, meta- und postpneumonische sowie putride, und zwar insbesondere in Gestalt einer Kombinationsbehandlung von Penicillin und Sulfadiazine, weiters aber auch Hirnabszesse oto- und rhinogenen Ursprungs, sodann peritonsillare und Leber-Abszesse, letztere aus einer Amöbiasis entspringend, in Betracht. Am besten wird heute der Lungenabszeß durch synergetische Anwendung von Sulfadiazine oder Sulfathiazol mit Penicillin bekämpft, da durch eine solche Kombination nicht nur die grammnegativen Penicillin-resistenten Keime getroffen werden, sondern auch solcherart die bakterizide Wirkung des Penicillins selbst erhöht werden soll. Die Tagesdosis oraler Sulfonamidgaben wird hiebei durch vier bis sechs Tage bis zu 12 g und sodann ausschwingend mindestens durch 17 Tage 6 bis 8 g pro die betragen müssen. Von Penicillin sind durch mindestens vier Tage je 240 000 bis 400 000 E. und durch weitere 17 Tage je 160 000 E. zu verabreichen. Bei peritonsillaren Abszessen kommt auch eine Kombination der Sulfonamide mit Kurzwellentherapie in Anwendung. Bei den erwähnten Leberabszessen sollen die Sulfonamide, und zwar vor allem Sulfaguanidin, gegen sekundäre Infektionen schützen.

Von Empyemen kommen der Hauptsache nach das Pleuraempyem, auch nach Brustverletzungen, ferner das Gelenksempyem, insbesondere nach Schußverletzungen, sowie jenes der Kieferhöhle praktisch in Frage. Auch hier gilt im allgemeinen wiederum der Satz, daß die Domäne des Chirurgen durch die Sulfonamidtherapie keineswegs eingeschränkt werden soll. Sicher ist, daß beim Pleuraempyem im Frühstadium die Anwendung von Sulfonamiden von Erfolg sein kann. In späteren Stadien ist jedoch diese Therapie nur mehr als Hilfsmaßnahme und Unterstützung chirurgischer Eingriffe zu betrachten. In Frage kommt die intrapleurale Injektion von Sulfonamidpräparaten nach Punktion des Eiters, täglich 2 bis 3 g, insgesamt 8 bis 12 g appliziert. Beim Pleuraempyem des Säuglings und Kleinkindes sind in 24 Stunden 0,2 bis 0,3 g pro Körper-kg durch fünf bis sechs Tage, sodann nach einwöchentlicher Pause zwei- bis dreimalige Wiederholungen der Kur angezeigt. Daneben können Spülungen der Pleura mit einer einprozentigen Ultraseptyllösung und hieran anschließend die Einführung von Sulfonamid, 0,2 bis 0,5 g, in die Pleurahöhle angezeigt sein. Heute wird Penicillin — intrapleural nach Abpunktieren des Eiters angewandt — bevorzugt. Und zwar geht diese Bevorzugung darauf zurück, daß das Penicillin, wie schon wiederholt bemerkt, durch autolytische Gewebsprodukte und eitrige Exsudate in seiner Wirkung nicht eingeschränkt wird. Mit diesem Antibiotikum ist aber auch die geschlossene Behandlung ohne Öffnung der Eiterhöhlen und ohne Drainage möglich. Begreiflich ist auch, daß das Penicillin beim Staphylokokken-Empyem den Vorzug verdient. Auch wird es beim Pneumokokken-Empyem vor den Sulfonamiden verwendet. Und naheliegend ist es auch gewesen, bei der Behandlung des Pleuraempyems die Sulfonamide mit Penicillin zu kombinieren: Am ersten Tage alle drei Stunden 15 000 E. Penicillin und eine Tablette Cibazol, am zweiten Tage alle vier Stunden 15 000 E. und eine Tablette, am dritten und vierten Tage jedoch nur mehr je eine Tablette des Sulfonamidpräparates. Oder es kann nach Aspiration des Eiters eine Instillation von Penicillin oder neuerdings auch von Streptomycin mit oraler Sulfonamidmedikation, diese bis zur Fieberfreiheit, längstens aber durch vierzehn Tage, kombiniert werden.

Solange bei Empyemen der Kieferhöhle konservative Therapie angezeigt ist, wird auch dort meist zu Spülungen etwa mit 3 — 5 ccm einer 20%igen Cibazol-Lösung gegriffen werden. Instillationen und Spülungen mit Prontosil, das sich interessanterweise auch hier seit den Anfängen der Sulfonamidtherapie bis zum heutigen Tage als das geeignete Mittel behauptet hat, werden auch bei Gelenksempyemen neben Sulfathiazolstößen empfohlen. Daß im übrigen die Sulfonamide durch Spülung oder Instillation appliziert bei mischinfizierten Empyemen praktisch besondere Bedeutung schon wegen Bekämpfung der Sekundärinfektionen besitzen, ergibt sich aus dem früher Gesagten. Bei Pleuraergüssen wird den Sulfathiazolstößen eine vorbeugende Wirkung gegen die Entwicklung eines Pleura-Empyems zugeschrieben.

Bei Phlegmonen — im Vordergrunde steht die Kiefer-Phlegmone — kommt neben anderen therapeutischen Maßnahmen hauptsächlich die orale Sulfonamidmedikation mit Dosen von 5 bis 6 g, am besten in Gestalt von Sulfathiazolstößen, und bei gleichzeitiger Einleitung einer Reizkörpertherapie als unterstützende Therapie gegen die Gefahr einer Sepsis in Betracht. Liegt jedoch eine solche bereits vor, dann wäre neben anderen Vorkehrungen, wie Infusion von physiologischer Kochsalz-Dextrose-Lösung und neben Bluttransfusionen Sulfathiazol intravenös zu verabreichen. Bei Halsphlegmonen wird Prontosil angezeigt, ohne aber auch hier chirurgische Eingriffe, wie Inzisionen, vermeiden zu können.

Beim Panaritium, das ja nur eine besondere Form der Phlegmone darstellt, wird unbeschadet chirurgischer Indikationen, wie Inzision, in jüngster Zeit Sulfonamid-Jontophorese, am besten mit einer 10%igen Irgamid-Natrium-Lösung, empfohlen. Dabei wird das Sulfonamidpräparat mit der positiven Elektrode verbunden; in ein bis zwei Sitzungen soll sogar die Kupierung eines Panaritiums möglich sein. Gleichzeitige Oralmedikation von Sulfonamiden, 2 g initial und weiterhin vierstündlich 1 g, etwa Sulfanilamid, durch 48 Stunden wird hiezu empfohlen. Auch bei Paronychien, den Panaritien am Nagelfalze, ist lokale Sulfonamidtherapie (Salben) als Schutztherapie gegen Allgemeininfektionen angezeigt. Eine beginnende Paronychie soll mit Sulfathiazol-Pulver kupiert werden können. Im übrigen konkurriert auch beim Panaritium das Penicillin in lokaler und parenteraler Anwendung mit den Sulfonamiden.

10. Die intraperitoneale Anwendung von Sulfonamiden.

Die intraperitoneale Anwendung von Sulfonamiden wird gerade bei schweren Peritonitiden und bei vom Darme her infizierten frischen Bauchverletzungen häufig geübt. Daher griff gerade im letzten Kriege diese Behandlung, und zwar besonders im Wege von Instillationen, bei Bauchschüssen Platz. Bezeichnenderweise ist aber vor allem die prophylaktische Anwendung empfehlenswert und auch von größerer Wirkungsaussicht, da ja eine bereits vorhandene Gegenwart größerer Eitermengen den Heileffekt der Sulfonamide beträchtlich herabsetzen würde. Um nun relativ lange in der Bauchhöhle zu verbleiben und hiedurch am Infektionsherde hinreichend hohe Sulfonamidkonzentrationen durch längere Zeit aufrecht zu erhalten, muß ein schwerer lösliches Sulfonamidpräparat gewählt werden. Bei einem solchen Präparate, als welches hauptsächlich das Sulfathiazol in Betracht kommt, ist auch eine toxische Leberschädigung durch Überschwemmung des Portalkreislaufes mit dem Chemotherapeutikum nicht zu befürchten. Nun wurde in neuerer Zeit mit Erfolg versucht, ein schwer lösliches Sulfonamid, und zwar Irgamid, vermischt mit dessen gut löslichem Natriumsalze, nach dem Verhältnisse 2 : 1 konstant zur Anwendung zu bringen, um die Dauerwirkung des schwer löslichen Präparates mit der stoßartig raschen Wirkung eines leicht löslichen Mittels zu verbinden, aber auch sonst die Nachteile der einen wie der anderen Gruppe auszugleichen; der schwer löslichen Präparate, die zwar am Infektionsorte länger verbleiben, aber oft lokal schädigend wirkten, der gut löslichen, die hinwiederum eine allzu kurze Verweildauer aufweisen. Reichte nun die lokale intraperitoneale Applikation nicht aus, so wurde zusätzlich noch ein anderes Sulfonamidpräparat parenteral einverleibt. Neben dem Einstreuen des Präparates in Pulverform wurde auch das Auftragen, beziehungsweise die Instillation einer Sulfonamidsuspension in isotonischer Kochsalzlösung, etwa von 0,15 g mikrokristallinischem Sulfonamid pro ccm oder einer Sulfodiazin-Suspension in 10%iger Kochsalzlösung oder von 20 bis 40 ccm Sulfodiazine in 20 bis 40 ccm Eigenblut, in die untere Bauchhöhle am Ende der Operation bei Perforationsperitonitis versucht. Ob die empfohlene intraperitoneale Anwendung von Succinylsulfathiazol und Phtalylsulfathiazol empfehlenswert ist, steht noch dahin. Unbewiesen ist auch die einmal aufgestellte Behauptung, daß sich aus der intraabdominalen Anwendung von Sulfonamiden die Gefahr häufiger Darmverwachsungen mit nachfolgendem Ileus ergeben solle.

Die häufigsten Fälle praktischer Anwendung intraperitonealer Sulfonamidapplikation ergeben sich sonach bei Perforationen der Appendix, des Dickdarms durch

Karzinom, von Ulcera einschließlich des Ulcus pepticum und bei Perforation der Gallenblase mit freiem Erguß in die Bauchhöhle, kurzum bei Perforations-Peritonitiden und dann auch bei Diverticulitis des Dickdarms. Die Dosierung wird in diesen Fällen 10 g, höchstens 12 bis 15 g ausmachen können, naturgemäß im Zusammenhange mit dem operativen Eingriffe. Bei Behandlung der Perforation eines entzündlichen Wurmfortsatzes in die freie Bauchhöhle kann auch vor primärem Bauchdeckenverschluß ein Sulfonamidpräparat, am besten Cibazol, 20 ccm Lösung intraperitoneal und 20 ccm in 1000 ccm Flüssigkeit als Infusion neben nachfolgender oraler Verabreichung, etwa durch drei bis fünf Tage fünfmal täglich zwei Tabletten, mit Erfolg gegeben werden. Oder es wird bei einer appendizitischen Peritonitis in die Abszeß- und in die Bauchhöhle Irgamid (3 g) eingestreut, in die freie Bauchhöhle eine 20%ige Sulfonamidlösung durch eingelegten Drain instilliert, hiezu am ersten bis dritten Tage je 5 g dieser Lösung intravenös, am vierten bis sechsten Tage je 4 g oral oder rektal, insgesamt 30 g Irgamid, appliziert und hiedurch auch eine rasche Besserung des Allgemeinbefindens herbeigeführt. Synergetik von Penicillin in intravenöser Dauertropfinfusion von täglich 200 000 E. mit Sulfonamiden, etwa Elkosin täglich 6 bis 8 g durch vier Tage, wurde bei Perforation der Appendix im Zusammenhange mit dem operativen Eingriff geübt. Eine Sulfonamidtherapie ohne chirurgischen Eingriff wird aber dann versucht werden müssen, wenn, beispielsweise bei einer akuten Appendizitis, eine sofortige Operation aus irgendeinem Grunde unmöglich ist. Dann kann, insolange eine Vereiterung noch nicht vorliegt, ein ausgiebiger Versuch mit einem Sulfonamidpräparat, etwa Cibazol oder Irgamid, intramuskulär 0,1 g pro Körper-kg, unternommen werden. Im übrigen wird sich die Sulfonamidmedikation ebenso wie im Bereiche der Allgemeinchirurgie prä- oder postoperativ auch bei Operationen, welche die Peritoneal-Gegend betreffen, empfehlen, also insbesondere die postoperative Behandlung von Peritonitiden — flüssiges Sulfonamid, 6 g Cibazol oder 3 g Irgafen in die Bauchhöhle —, so wie die präoperative Behandlung bei Resektionen. Nicht zu leugnen ist nun die ständige Abnahme der Mortalität mit zunehmendem Gebrauche von Sulfonamiden in Fällen perforierter Appendizitis auf 3,8 % sowie auch die Abkürzung der Krankheitsdauer. Zu überschätzen ist aber weder die intraperitoneale Anwendung der

Sulfonamide noch jene des Penicillins. Die intraperitoneale Applikation des letzteren ist aber deshalb von begrenztem Werte, weil verhältnismäßig kurze Zeit nach vorgenommener Instillation Penicillin, obgleich in hohen Dosen angewendet, in der Bauchhöhle nicht mehr nachgewiesen werden kann, wozu weiters noch kommt, daß sich die Mehrzahl der Erreger der Peritonitis gegenüber dem Penicillin als resistent erweist und, wie insbesondere das Bakterium Coli und Pyocyaneus, dieses Antibiotikum rasch inaktivieren. Die Sulfonamide haben aber hinwieder, wie schon wiederholt bemerkt, beim Vorhandensein größerer Eitermengen nur geringe Wirksamkeit. Im übrigen ist es auch auf diesem Gebiete zu einem Zusammenwirken der Sulfonamide mit Penicillin gekommen. Bei akuter Appendizitis wurde prä- und postoperativ Penicillin, intramuskulär 20 000 E. vor der Operation und weiter dreistündlich 20 000 E. durch drei bis vier Tage, und Sulfadiazin oral, viermal täglich 1 g durch vier Tage nach der Operation, bei schlechter Verträglichkeit intravenös gespritzt, 5 g in einem Liter isotonischer Kochsalz- und Dextrose-Lösung, empfohlen. Bei Pneumokokken-Peritonitis werden Erfolge einer Kombinationstherapie von Sulfathiazol, in den ersten zwei Tagen 0,15 g pro Körper-kg, sodann 0,1 g pro Körper-kg mit Penicillin, zweistündlich 10 000 E. durch vier Tage appliziert, gemeldet. Synergetik des Penicillins (1 Mill. E.) mit Sulfonamiden, (insgesamt 62 g Eleudron), wurde jedoch auch bei diffuser Peritonitis als einer Komplikation des Abdominaltyphus mit Erfolg erprobt. Die Vollständigkeit dieser Darlegungen verlangt die Mitteilung, daß heute bei Peritonitiden auch das Zusammenwirken von Streptomycin mit Sulfonamiden, insbesondere Sulfadiazin, versucht wurde.

11. Die Sulfonamide in der Geburtshilfe und der Frauenheilkunde.

Soweit es sich bei der Geburtshilfe und in der Frauenheilkunde um operative Eingriffe handelt, wird auf dasjenige verwiesen, was über die Anwendung der Sulfonamide in der Chirurgie dargelegt wurde. Dies gilt insbesondere für operative Eingriffe im Rahmen einer Placenta praevia. Obwohl nun hiebei grundsätzlich trotz Sulfonamid- oder Penicillin-Therapie die Gravidität zu unterbrechen ist, erscheint es immerhin möglich, daß die Sulfonamidgaben auch die sofortige Entbindung bei Placenta praevia nicht mehr unbedingt erforderlich machen, so daß man das Reiferwerden des Kindes abwarten und hiemit auch die kindliche Mortalität herabsetzen kann. Hinsichtlich des Kindbettfiebers, also der Puerperalsepsis, zieht man die Penicillin-Prophylaxe im Anschluß an die Geburt oder einen Abort jener durch systematische Verabreichung von Sulfonamiden vor. Steht aber dieses Antibiotikum nur in beschränktem Ausmaße zur Verfügung, wird auch seine Kombination mit Sulfonamiden geübt. Sind aber Anzeichen da, daß Puerperalsepsis bereits vorliegt, dann kann dagegen in gleicher Weise auch lediglich mit Sulfonamiden eingeschritten werden. An Präparaten hat sich bei Puerperalsepsis Jahre hindurch das Prontosil, dreimal zwei oder dreimal drei Tabletten, sonach ungefähr 5 g pro die, allenfalls gleichzeitig intramuskulär oder intravenös 5 bis 10, auch bis 20 ccm täglich bei allfälliger Wiederholung des Stoßes durch fünf Tage nach fünftägiger Pause, gut bewährt; vereinzelt griff man auch zu Uliron und später zu Stößen mit Tibatin, Cibazol und Eleudron. Auch die Fontamide, die keine Sulfonamide, sondern Sulfonylthiourea-Präparate darstellen, wurden bei Puerperalsepsis gelobt. Als Sulfonamid-Prophylaxe wird neuerdings, besonders bei operativ beendigten Geburten und Eingriffen mit erhöhter Infektionsgefahr, wie Entbindung durch Forceps, innerer Wendung, manueller Plazentalösung, digitaler Entfernung der Plazentareste, aber auch bei Geburten mit latenter Infektion, Irgafen empfohlen. Dabei kommt auch die synergetische Anwendung mit Penicillin in oraler Stoßmedikation in Betracht. Bei der Kombination mit Penicillin sucht man mit diesem Sulfonamid-resistente, mit jenem aber Penicillin-resistente Keime zu treffen, um so in echtem Synergismus die Medikationswirkung zu steigern beziehungsweise zu sichern. Bei den klinischen Versuchen mit intrauteriner Sulfonamidapplikation, und zwar gerade nach Fehlgeburten auch ohne Infektion, bei Interruptio graviditatis, Abrasio mucosae uteri, Amotio fibromatis sive polypi oder Dilatatio canalis cervicis und ähnlichen Eingriffen ergab sich, daß die Substanz des Sulfonamid-Präparates den Uterus allzu rasch verließ, so daß dann die Blutkonzentration nicht genügend hohe Werte erreichte und die Bakteriostase in zu geringem Ausmaße wirksam wurde. Am besten eignet sich nun zur intrauterinen Applikation das in die Gruppe der Diazole gehörige Succosil in Pulverform, das mittels fingerdicker

Röhre mit Kolben in das Uteruscavum eingeführt wird. Im übrigen bieten die Sulfonamide die Möglichkeit einer exspektativen Behandlung der infizierten Fehlgeburt und damit den Vorteil, eine spontane Ausstoßung der Frucht oder zumindestens eine spontane Erweiterung des Cervicalkanals abzuwarten und hiedurch eine schonendere und weniger gefährdende Ausräumung durchzuführen.

An Präparaten stehen zur Wahl: Eleudron, Cibazol, dieses auch in parenteraler Anwendung (1 g Cibazol oral = 2 g parenteral wirksam), Tibatin, Euvernil, allenfalls auch Marfanil, Prontalbin und das bereits erwähnte Irgafen. Vom Irgafen, das übrigens auch hier mit Penicillin kombiniert wird, sind als Normdosen sieben Tabletten in 24 Stunden bei einem Sulfonamidserumspiegel von 8 bis 12 mg%, maximal 30 Tabletten, das sind 15 g in 24 Stunden, vorgeschlagen worden. Für die Behandlung der infizierten Fehlgeburt sind möglichst frühzeitig entweder drei bis fünf Tage lang fünfmal zwei bis drei Tabletten täglich oder besser, besonders bei peritonealer Reizung, 10 bis 20 ccm intravenös, ein- bis dreimal am Tage, zu geben. Da bei fieberhaftem Abort beinahe 25 % Anaerobier vorzufinden sind, empfiehlt es sich, bei Ausräumung alle zwei bis vier oder acht Stunden zwei Tabletten des Kombinationspräparates „De-Ma“ oder je eine Tablette Debenal und Marfanil zu geben und außerdem im Anschluß an eine Curettage je nach der Größe des Uterus drei bis vier „De-Ma“-Stäbchen oder Kugeln zu 1,25 g einzuführen. Auch sei zudem in diesem Zusammenhange an das bereits genannte Präparat „Supronal“ erinnert.

Als Wirkerfolge der Sulfonamidmedikation kommen vor allem die verminderte Keimbesiedlung des Uterus, Senkung der Temperatur, Besserung des Allgemeinbefindens und Senkung der Mortalität unter 0,5 % in Betracht.

Bei puerperaler Mastitis konkurrieren die Sulfonamide mit dem Penicillin, das um die Hälfte bessere Heilerfolge als die Sulfonamide, insbesondere bei abszedierender Mastitis, aufweist; dies schon deshalb, da es sich bei dieser Erkrankung zumeist um eine Infektion mit Staphylococcus aureus handelt, dem gegenüber die Sulfonamide versagen. Diese werden, sei es nun Sulfathiazol oder Sulfamezathin, zunächst und insbesondere am Beginne der Erkrankung nach den Regeln der Stoßtherapie — der Stoß mit 20 bis 30 g oral —, aber gleichzeitig auch parenteral oder in Abwechslung angewendet werden. Sind die Sulfonamide wirksam, sistiert der Eiter, tritt Verkürzung der Heilungsdauer und Ermöglichung des Stillgeschäftes auf der zweiten Brust ein. Zum Zwecke chemotherapeutischer Mastitisverhütung ist Lokalbehandlung mit Cibazolpuder durch regelmäßiges Bestreuen der Brustwarzen zu empfehlen. Hiebei ergeben sich als Nebenerfolge das seltenere Wundwerden der Mamilla und das raschere Heilen der Schrunden. Der Erfolg der eben beschriebenen Prophylaxe drückt sich auch in der Minderung der mütterlichen Mortalität im Frühwochenbett aus. Auf die hiemit verbundene Gefahr einer Hautreizung durch Sulfonamidpuder wurde aber bereits ebenso hingewiesen wie auf jene der Sensibilisierung und damit im Zusammenhange der Vorzug der Penicillin-Creme und alter Methoden vor den Sulfonamiden gelobt.

Weitere Anzeigen für Sulfonamide stellen Scheidenentzündungen und Entzündungen des Gebärmutterhalskanals nicht spezifischer Natur dar. Und zwar wurde bei Colpitis simplex auch die lokale Einführung einer Sulfathiazoltablette versucht; bei Colpitis granularis wurden tägliche Sulfathiazol-Tampons neben Scheidenbädern mit Wasserstoffsuperoxyd und späterem Übergang zur Oralbehandlung angegeben. Sulfathiazol-Tampons werden auch bei Trichomaden- und Soor-Colpitis verwendet. Bei der Trichomaden-Vaginitis erwiesen sich insbesondere intravaginale Insufflationen mit Sulfanilamidpuder empfehlenswert. Man wird dabei mit 3 g das Auslangen finden und die Insufflation während der ersten zwei Wochen dreimal wöchentlich und während der darauffolgenden zwei Wochen zweimal wöchentlich ausführen. Beim unspezifischen Fluor genitalis kann ein Sulfonamidpräparat, etwa Cibazol, Prontalbin, Marfanil, mit Lapisbädern kombiniert werden. In jüngster Zeit wird bei Vaginitis mit Fluor verschiedener Ätiologie ebenso wie bei Colpitis zur peroralen Medikation Desulan angezeigt, das ein Kombinationspräparat mit Haptocil darstellt. Bei Adnexitis tuberkulöser oder gonorrhoischer Genese wurde eine Viertage-Kur, auch wiederholbar, von Albucid (am ersten Tag fünfmal drei Tabletten, am zweiten Tag viermal drei Tabletten, am dritten und vierten Tag dreimal drei Tabletten) oder eine Kur mit Cibazol, dreitägig je fünfmal zwei Tabletten, oder mit Eleudron zweitägig fünfmal zwei Tabletten empfohlen. Bei Salpingitis gonorrhoischer Genese oder als Folge eines infizierten Aborts wurde ebenso wie bei gonorrhoischer oder mischinfizierter Adnexitis das Zusammenwirken von Penicillin mit Sulfonamiden versucht. Die Desinfektion der Scheide mit lokal angewendeten Sulfonamiden hat versagt.

12. Die Erkrankungen des Mund-, Hals-, Nasen- und Rachenraumes.

Die im Nasenrachenraum auftretenden Infektionen sind vielfach durch Kokken hervorgerufen, die durch Sulfonamidpräparate günstig beeinflußt werden können.

Zunächst kommen für eine solche Therapie die Anginen, und zwar gerade die Streptokokken-Anginen, in Betracht. Bei diesen wird Sulfodiazine, etwa 25 g in fünf Tagen, oder von Elkosin 6 g täglich empfohlen. In neuerer Zeit wurde auch die halbstündige Insufflation eines 30%igen Sulfapyridin-Tierkohlepulvers versucht. Ferner wurde bei Anginen auch Penithiazol, pro Gramm Sulfonamid 10 000 E. Penicillin, pro dosi etwa 0,1 g (1000 E.) aufschnupfbar, angewandt. Bei schweren Anginen mit septischen Fieberzacken, ausgedehnten peritonsillaren Schwellungen oder auch bei den neuerdings beobachteten atypischen Anginen[37] mit hiemit verbundenen ungewöhnlichen Halslymphknoten-Entzündungen oder Halsphlegmonen wird neben der schon erwähnten Prontosilmedikation die Kombination mit Penicillin gelobt, (200 000 E., anschließend 3 g Sulfadiazine und weiterhin 1 g alle 48 Stunden). Aber auch sonst sind bei Streptokokkeninfektionen der oberen Luftwege Sulfonamide indiziert, also bei Tonsillitis, Tonsillarabszessen, Peritonsillitis, (Peritonsillar-Abszessen), tonsillogener Sepsis und Nasopharyngitis. Naturgemäß stehen in allen diesen Fällen die Sulfonamide mit dem Penicillin in Konkurrenz. Beim Tonsillarabszeß und bei Tonsillitiden, hervorgerufen durch hämolytische Streptokokken, wird man dem rascher wirksamen Penicillin den Vorzug geben, und zwar gerade dann, wenn Staphylokokken- oder Misch-Infektionen mit Anaerobiern auftreten. Allerdings werden bei tonsillogener Sepsis auch Marfanilstöße, von intramuskulär injiziertem Bismogenol unterstützt, erfolgreich geübt. Auch die Peritonsillitis wird gerne mit einem Wismutpräparat (Bismogenol) und beigegebener oraler Sulfonamidmedikation, etwa Prontosil, be-

[37] Iselin, H., Lüscher, E., Weder, A., Schw. med. W., 77. Jg., Nr. 7, S. 233, 15. 2. 1947.

kämpft. Dieses wird auch als besonders wirksam beim Rachenerysipel und gerade dann, wenn es von Streptokokken hervorgerufen wird, ebenso angezeigt wie bei Tonsillitiden, die mit Gaben von 2 bis 3 g pro die durch fünf Tage geheilt werden sollen. Beim Larynxödem des Kleinkindes wurde die synergetische Kombination von Penicillin mit Sulfonamiden und Vakzine-Therapie erfolgreich und mit Vermeidung der Tracheotomie versucht. In Fällen schwerer Tonsillitis mit Komplikationen wird sich aber die synergetische Anwendung von Sulfonamiden und Penicillin jedenfalls empfehlen.

Bei all diesen Erkrankungen und insbesondere bei den Anginen bewirken die Sulfonamide den raschen Rückgang der Schwellungen und Schmerzen, oft schon nach zwölf bis achtzehn Stunden, sodann auch eine raschere Besserung des Allgemeinzustandes des Patienten, jedoch keine Krankheitsverkürzung. Jetzt findet auch die elektrophoretische Behandlung mit Sulfonamiden (Cibazol, Albucid, Globucid in 1- bis 2%igen Lösungen) bei katarrhalischer und lakunarer Angina Anwendung. Und zwar wird diese Behandlung bei einer Stromstärke von 1 mAmpère in drei je halbstündigen Sitzungen mit Intervallen von je 12 bis 24 Stunden mit guter Wirkung und angesichts der kleinen Dosierung ohne Nebenerscheinungen geübt. Um das Sulfonamid auf direktem Wege in das Tonsillengewebe zu bringen und also die Angina zu bekämpfen, hat man auch das Präparat, etwa Tibatin, zweimal täglich je 2 bis 3 g, in 10 ccm Wasser gelöst, in die untere Nasenmuschel injiziert. Bei Noma, die eine toxische Form der Stomatitis ulcerosa oder gangraenosa darstellt, wird Gangränserum lokal und intraglutäal, mit Sulfonamiden, etwa Irgafen, lokal oder parenteral, zur Wahl gestellt. Auch wurde bei Noma, die im Anschlusse an eine Wismut-Stomatitis aufzutreten pflegt, Cibazol mit Erfolg gegeben. Ansonsten ist bei den infektiösen Stomatitiden wie Soor, Stomatitis mycotica oder herpetica, und bei der Plaut-Vincent'schen Stomatitis herpetica das Penicillin den Sulfonamiden vorzuziehen. Zur Sulfonamidprophylaxe gegen Infektionen der Respirationswege wurden süße, langsam zergehende Tabletten im Gewichte von 2 g mit einem Zusatz von 0,065 Sulfanilamid, jedoch ohne besonderen Erfolg, versucht. Jedenfalls verdienen prophylaktische Penicillin-Sprays oder Penicillin-Pastillen gegen Infektionen des oberen Respirationstraktes den Vorzug.

Auch die Erkrankungen der Nebenhöhlen und die Komplikationen dieser Erkrankungen können chemotherapeutisch durch Sulfonamide beeinflußt werden. Dies gilt insbesondere für alle schweren eitrigen Nebenhöhlenentzündungen mit hohem Fieber (Siebbein-Stirnhöhleneiterungen und Abszesse, chronische Sinusitis der Highmorshöhle, aber auch Pansinusitis), bei denen mit hochdosierten, auch kombinierten Sulfonamidstößen vorgegangen werden muß. Und zwar ist diese Kombination dergestalt einzurichten, daß ein Sulfonamid von großer Wirkungsbreite mit einem zweiten, auf den speziellen bakteriellen Befund abgestimmten Präparat gegeben wird. In den vorerwähnten Fällen wurde auch die Applikation einer 20%igen Suspension kristallisierten Sulfathiazols nach vorgenommenen Spülungen empfohlen. Tritt nun bei der vorerwähnten Stoßtherapie innerhalb von 48 Stunden keine Besserung der lokalen Erscheinungen mit Temperaturabfall ein oder treten Zeichen beginnender Komplikationen auf, wie beispielsweise subperiostaler Abszeß, Beteiligung der Orbita, Osteomyelitis oder endokranielle Symptome, so ist das Sulfonamid durch das hier wirksamere Penicillin zu ersetzen, falls nicht ein operativer Eingriff geboten ist, der nach dem an anderem Orte Gesagten durch die Chemotherapie nicht ersetzt werden kann. Natürlich können auch hier Sulfonamide mit operativer Therapie kombiniert, also die operativen Eingriffe unter Sulfonamidschutz ausgeführt werden. Bei Nebenhöhlenkatarrhen hat man auch die Anwendung einer 5%igen Sulfathiazol-Lösung, stabilisiert durch etwas Natriumsulfat, erprobt.

Auch die Zahnfleischbehandlung[38] einschließlich der Pflege der Mundschleimhaut und damit die Zahnheilkunde überhaupt hat den Weg zu den Sulfonamiden gefunden. So ist die Bekämpfung von Wurzelinfekten durch dorthin eingebrachte Lösungen, Pasten oder Pulver unternommen worden. Daneben kommt aber auch in diesem Bereiche die perorale Tablettenmedikation in Frage, wobei jedoch Stöße entbehrlich sind. An Präparaten sind hier vor allem Cibazol und Irgamid zur Anwendung gekommen. Aber auch auf diesem Gebiete tritt bereits das Penicillin erfolgreich in Konkurrenz.

---

[38] Siehe Näheres hierüber Maeglin, B., Schweiz. Mschr. Zahnhk., 57, 5, 417—426, Mai 1947.

13. Otitis media acuta.

Wohl in gleicher Weise wie das Penicillin, dem aber auch hier die bequemere Art oraler Anwendung mangelt und die Notwendigkeit zahlreicher Einspritzungen eignet, erscheinen die Sulfonamide bei Otitis media acuta und insbesondere auch jener der Neugeborenen angezeigt.

Es wurde nun die Warnung ausgesprochen, die Sulfonamide nicht sogleich bei beginnender Mittelohrentzündung zu verabreichen, so sehr man sich hiezu schon zur Bekämpfung der meist hohen Fiebertemperaturen bewogen finden würde. Dabei liegt dieser Mahnung die Erwägung zugrunde, daß sich der Allgemeinzustand des Kranken unter Sulfonamideinwirkung, wenn auch nur vorübergehend und scheinbar, bessere, Schmerzen, Ohrfluß und Fieber schwinden, das Trommelfell reizlos wird, indes sich tatsächlich und trotz dieser Medikation, und zwar völlig überraschend, eine erheblich ernstlichere Infektion, beispielsweise Mastoiditis oder im Bereiche der Stirnhöhle, beispielsweise ein Hirn- oder Epidural-Abszeß, etabliert, die dann durch Sulfonamide nicht mehr zu verhüten und nur schwer zu heilen ist. Demgegenüber wäre zu sagen, daß — von ganz leicht fiebernden Fällen abgesehen — schon wegen der möglicherweise schweren Komplikationen, die sich aus einer akuten Mittelohrentzündung ergeben können und deren Vermeidung Hauptziel der Behandlung ist und weiters angesichts der günstigen Erfolge, die gerade mit einer Frühbehandlung in den ersten fünf Krankheitstagen verbunden sind, ein *rasches* Zugreifen mit Sulfonamiden in kräftigen Dosen jedenfalls geboten erscheint. Nur muß während der Medikation neben einer Kontrolle des Blutbildes und der Senkungsgeschwindigkeit der roten Blutkörperchen eine ständige Trommelfell-Kontrolle, auch durch Röntgen, vor allem aber durch wiederholte, fast tägliche Hörprüfung, insbesondere durch Flüstersprache — da ja Schwerhörigkeit das sicherste Zeichen für Stand und Bestand der Erkrankung darstellt —, durchgeführt werden, damit die durch die Sulfonamidmedikation drohende Gefahr der *Larvierung* einer Mastoiditis oder Sinusthrombose gebannt wird. Im wesentlichen ist also zu sagen, daß die Sulfonamide, vor allem die Sulfathiazole, und zwar hier wiederum das Cibazol, geradezu das Mittel der Wahl in ihrer Wirksamkeit gegen die Otitis media acuta bedeuten. Wir finden aber auch Sulfadiazin dem Thiazol oft vorgezogen und Sulfamethazin, Sulfapyridin und Sulfanilamid erfolgreich angewendet. Hiebei sind Nachlassen der Eiterung, Schließung des Trommelfelles, Rückgang des Fiebers sowie die mögliche Vermeidung der Komplikationen einer Mastoiditis oder einer otogenen Meningitis und damit im Zusammenhange die Herabsetzung der Mortalität bei Krankheitsbildern, die sich aus einer Mittelohrentzündung entwickelten, und schließlich die Verkürzung der Heildauer um ein Drittel, wenn nicht um die Hälfte, sowie der Rückgang der (Mastoid-)Operationsfrequenz um etwa 32 % oder anders ausgedrückt von 50 auf 5 % herabgemindert, als wesentliche Erfolge der Sulfonamidtherapie zu buchen.

Die Otitis e x t e r n a bleibt von den Sulfonamiden — anders angeblich vom Penicillin — unbeeinflußt; eine Sulfocillin-Pomade soll übrigens hiebei gute Wirkung üben. Ansonsten hat auch bei den Ohrenerkrankungen der schon ausgesprochene Leitsatz zu gelten, daß der c h i r u r g i s c h e Eingriff, also insbesondere die Indikation zur Parazentese und Mastoidektomie, durch Sulfonamidmedikation n i c h t e r s e t z t werden kann, schon gar nicht aber dann, wenn sich die Sulfonamide nicht hinreichend rasch, etwa innerhalb von vier bis sechs Tagen, wirksam erweisen sollten. In einem solchen Falle ist eben die Sulfonamidbehandlung abzubrechen. Daher kann auch die Eröffnung eines abflußlosen Eiterherdes nicht durch Sulfonamidmedikation ersetzt werden. Damit wurde nun nicht etwa gesagt, daß es vor chirurgischen Eingriffen, und gerade, wenn Symptome einer Mastoiditis erkannt werden, nicht doch mit einer intensiven Sulfonamidtherapie versucht werden sollte. Freilich wurde hiegegen auch ins Treffen geführt, daß dann, wenn einmal das Vorliegen einer Mastoiditis klinisch erkannt wurde, die Anwendung der Sulfonamide schon angesichts der bei dieser Erkrankung typischen reichlichen Eiterung sich gegensätzlich zum Penicillin als nicht mehr wirksam zeigen dürfte. Im Ergebnis vielleicht grotesk ist die Beobachtung, daß in Fällen, in denen die Sulfonamide durch Verschleierung des wesentlichen Krankheitsbildes ein Aufschieben der Operation trotz Bestehen der Mastoiditis zur Folge hatten, sich hiedurch die Spontanheilungs-Chancen erhöhten. Die Parazentese unter Sulfonamidschutz vorzunehmen, soll übrigens für das erzielte Hörergebnis und die Abkürzung der Krankheitsdauer förderlich sein. Aber auch nach vorgenommener Parazentese mögen Sulfonamide ebenso am Platze sein wie nach eingetretener Spontanperforation. Und dies im ersteren Falle gerade dann, wenn die Krankheitssymptome trotz vorgenommenen Eingriffes nicht nachlassen. Mußte es aber einmal zu einer Mastoidektomie kommen, so empfiehlt es sich, nach dieser die Operationshöhle mit Penicillin-Cibazolpuder oder mit Irgamid-Pulver, das gleichfalls mit Penicillin kombiniert sein kann, zu füllen.

Operation und Sulfonamidtherapie haben demnach eben nebeneinander und sich ergänzend in Wirksamkeit zu treten. Andererseits ist gerade dann, wenn schon einmal das Trommelfell als vorgewölbt befunden oder sonst die Gefahr einer Gehörsverminderung festgestellt werden kann, mit der Sulfonamidtherapie bis nach der Parazentese oder Spontanperforation zuzuwarten.

In der Regel werden bei Erwachsenen bei einer maximalen initialen Tages d o s i s von 4 bis 7 g, also in sechs Tagen 16 bis 20 g zu verabreichen sein, obwohl auch oft höhere Dosen, und zwar bis 36 g in acht Tagen, genannt wurden. Bei Kindern unter zwölf Jahren müßte mit einer Gesamtdosis von 9 g, etwa 2 bis 3 g täglich, bei solchen unter zwei Jahren mit insgesamt 6 g, viermal täglich 0,5 g, das Auslangen gefunden werden können. Als Kinderdosis werden auch 0,2 g bis 0,3 g pro Körper-kg angegeben. Bemerkt wird, daß die Auflegung von Eisbeuteln während der Sulfonamidmedikation nicht empfehlenswert ist, weil die Kältewirkung die eine optimale Medikation fördernde Durchblutung stört. Zur lokalen Behandlung soll neuerdings noch Ciloprin, ein Sulfonpräparat, verwendet werden. Bei chronischen Mittelohreiterungen wird Penicillin-Cibazolpuder in die Paukenhöhle gestreut. Ansonsten steht aber auch hier die perorale Medikation im Vordergrund; dabei ist allerdings bei der Otitis media acuta für die eigentliche Stoßtherapie weniger Raum. Synergetik mit Penicillin, zwei bis vier Tage je 100 000 E., das Sulfonamid, etwa Elkosin 4 g oral pro die, wird auch bei Otitis media acuta geübt. Mit der Kombination der Sulfonamide mit Streptomycin sucht man aber den gramnegativen Erregern beizukommen.

Daß aber bei den ersten Zeichen einer sich aus der Otitis entwickelnden Meningitis oder einer anderen schweren Komplikation, soweit nicht schleunige Operation geboten ist, energisch mit einer hochdosierten Sulfonamidtherapie vorzugehen ist, ergibt sich aus der entscheidenden Wirkung, die zumeist mit Sulfonamiden bei Meningitis, vornehmlich der epidemischen, erzielbar ist. In solchen Fällen wurde auch Tibatin intralumbal, 15 ccm täglich, diese Dosis gleichkommend 3 g, kombiniert mit Prontosil, dreimal zwei Tabletten täglich, angewendet. Da nun in der Tat durch eine hochdosierte Sulfonamidtherapie das Entstehen einer otogenen, früher meist tödlich verlaufenden Meningitis verhindert, beziehungsweise deren Heilbarkeit bewirkt werden kann, schließlich aber die Mortalität bei dieser Erkrankung von etwa 90 % auf 30 % herabgemindert wurde, kann man mit Recht die Behandlung der Otitis media acuta mit Sulfonamiden als Meningitis-Prophylaxe bezeichnen. Von dem intramuskulär zu verabreichenden Penicillin sind im allgemeinen keine besseren Heilerfolge zu erwarten.

14. Augenkrankheiten.

Zweifellos spielen die Sulfonamide bei bakteriellen Augenerkrankungen eine nicht zu unterschätzende Rolle. Vor allem kommt deren Wirkung beim Trachom in Betracht, wiewohl es sich hiebei bekanntlich um eine dem Lymphogranuloma inguinale verwandte Viruskrankheit handelt. Freilich wird mit der Sulfonamidmedikation gleichzeitig den gerade bei Trachom häufigen Sekundärinfektionen vorgebeugt. Die Wirkung der Sulfonamide ist hier nur im Vergleiche zu den altbewährten Mitteln eine beschleunigende, insoferne die Heildauer von Wochen auf Tage abgekürzt wird. Neben der oralen Verabreichung kommt auch die lokale durch Instillationen in Betracht. Synergismus mit den althergebrachten Mitteln wird auch hiebei geübt, ja oft sogar als notwendig erklärt, und zwar mit dem Abschaben der trachomatösen Schleimhaut des Auges oder seiner Behandlung mit Silber- oder Kupfer-Salzen. An Präparaten kommen Sulfapyridin, Sulfanilamid, Sulfadiazin und Albucid in Frage; von den ersteren beiden etwa 0,02 bis 0,04 g pro Körper-kg durch zehn Tage und für weitere vierzehn Tage 0,015 g in viermaligen täglichen Einzeldosen zur oralen Medikation neben etwa sechs Instillationen täglich einer 0,8%igen Lösung; von Albucid 0,03 g pro Körper-kg als Sechstagestoß und durch drei Wochen in oraler Verabreichung mit allfälliger Wiederholung nach zwei Wochen. Pyranil-Teva, eine Pyridinverbindung, kommt dagegen nur für Lokalbehandlung in Frage. Gleich an dieser Stelle sei noch bemerkt, daß die Wirkung des Penicillins gegen Trachom eine umstrittene ist.

Aber auch gegen Blennorrhoe erweisen sich die Sulfonamide ebenso wie das Penicillin höchst wirksam. Dabei empfiehlt es sich wegen Gefahr von Hornhautschädigungen, die interne Verabreichung der Lokalbehandlung vorzuziehen. Letztere wird durch Instillation einer 0,5%igen Prontalbinlösung in den Bindehautsack oder einer 10%igen Albucidlösung auf die Lidbindehaut geübt. Als Präparat für eine Oralmedikation kommt vor allem auch hier das eben erwähnte Albucid in Frage, etwa dreimal täglich eine Vierteltablette durch drei bis sieben Tage. Als weitere Präparate werden empfohlen Sulfapyridin, Mezathin, ferner die Thiazole und Diazine, die sich auch gegenüber Staphylokokken, aber auch bei der Einschlußblennorrhoe als wirksam erwiesen. Im übrigen haben die Sulfonamide auch hier eine wesentliche Abkürzung der Behandlungsdauer — Tage statt Wochen — zufolge. Bei der Ophthalmia neonatorum, die zu 25 % auf einer gonorrhoischen, ansonsten aber auf Staphylokokken-Infektion beruht oder eine Einschlußblennorrhoe darstellt, hat jedoch das Penicillin — und zwar in Gestalt einer Lösung des Natriumsalzes — die Sulfonamidtherapie infolge seiner besonderen Wirkung, schon innerhalb von 24 Stunden, überflügelt, wiewohl auch durch Sulfonamide bei Verabreichung einer zerriebenen Vierteltablette, drei- bis fünfmal täglich, oder als Erstdosis 0,25 g (eine halbe Tablette), sodann weiterhin vierstündlich 0,125 g (eine viertel Tablette), neben Borwasserspülungen Heilung in zwei bis drei Tagen erzielt werden konnte, mag nun der Gono- oder Staphylokokkus der Erreger sein oder bei den Neugeborenen Einschlußblennorrhoe vorliegen. Sulfathiazole, -diazine, das Mezathin und Irgamid sind den Pyrimidinen und dem Sulfanilamid vorzuziehen. Dem oral verabreichten Pyridin wurde vereinzelt sogar der Vorzug gegenüber dem Penicillin gegeben. Zur Prophylaxe der Ophthalmie der Neugeborenen eignet sich aber ganz besonders die früher erwähnte Penicillinlösung, 2500 E. Penicillinnatrium im ccm Aqu. dest. ster. oder isotonischer Kochsalzlösung und zwar durch Tropfinstillation, eine Maßnahme, die jedenfalls dem Credéschen Verfahren vorzuziehen ist, das bekanntermaßen in der Applikation von 1- bis 2%igem Argentum nitricum besteht. Die örtliche Anwendung einer 10%igen Sulfathiazollösung, zehn Tropfen und nach weiteren sechs Stunden fünf Tropfen einer 5%igen Sulfanilamidlösung, zu den vorerwähnten prophylaktischen Zwecken hat jedoch nicht durchgegriffen.

Bei der Einschlußblennorrhoe-Konjunktivitis, und zwar auch der Neonati, wurde eine 5%ige Sulfathiazolsalbe bei täglichem vier- bis sechsmaligem Einstreichen als Mittel der Wahl empfohlen. Doch stellen auch die anderen Bindehauterkrankungen Anzeigen für die Anwendung der Sulfonamide dar. Und zwar wären von den Konjunktivitiden die Conjunctivitis purulenta, und zwar besonders jene durch Gono- oder Meningokokken hervorgerufene, zu nennen. Zum Teile kommt auch die Pneumokokken- und die diphtherische Konjunktivitis in Betracht, während bei allen anderen Formen der Bindehautentzündung die Sulfonamide so ziemlich erfolglos sein dürften. Dies gilt von den auf Staphylokokken-Infektion zurückgehenden Bindehauterkrankungen ebenso wie von jenen, die von den Erregern Morax-Axenfeld und Koch-Weeks hervorgerufen werden. Wenn aber Sulfonamide angewendet werden, so ist bei der ersterwähnten Bindehauterkrankung eine Sulfathiazolsalbe empfohlen; bei der letzterwähnten wird Sulfapyridin, oral 0,05 g pro Körper-kg, in 24 Stunden durch zwei bis drei Tage, und zwar in acht bis zehn Einzeldosen, zwei- bis dreistündlich verteilt, sodann allmählich absteigend, angezeigt. Die Berufskrankheit der Conjunctivitis actinica soll auf Sulfathiazole gut ansprechen; bei der eine Viruserkrankung darstellenden Kerato-Konjunktivitis, also einer von Hornhautkomplikationen gefolgten Bindehauterkrankung, und zwar bei ihrer epidemischen Form, wird orale Medikation von Sulfathiazol oder Sulfadiazin neben lokaler Anwendung einer 5%igen Sulfathiazolsalbe oder einer 5%igen Lösung von Sulfathiazolnatrium-sesquihydrat empfohlen. Bei der diphtherischen Konjunktivitis wurde auch Irgamid angezeigt. Beim Ulcus corneae serpens werden die Sulfonamide in Konkurrenz mit dem hier meist lokal angewandten und besser ansprechenden Penicillin ziemlich erfolgreich appliziert; und zwar als Salbe, 5%ige Sulfathiazol- oder 15%ige Irgamidsalbe, etwa drei- bis viermal täglich, in schwereren Fällen in Pulverform (Marfanil) neben oraler Tablettenmedikation und allenfalls auch neben parenteraler Verabreichung. Auch Cibazol-Jontophorese durch fünfzehn Tage täglich soll von Erfolg sein und das alsbaldige Schwinden des Hypopyon bewirken. Dann können die Sulfonamide auch beim katarrhalischen Ulcus angezeigt sein.

Konkurrierend mit dem Penicillin, wenn auch hinter diesem, bleiben die Sulfonamide, insbesondere auch das Prontosil, bei intraokularen Infektionen, einschließlich sympathischer Ophthalmie und Panophthalmitis, bei Infektionen durch perforierende Hornhautverletzungen mit Fremdkörper-Retention und Gefahr des Bulbusverlustes sowie schließlich bei postoperativen Entzündungen in lokaler und oraler Anwendung, angezeigt. Nach Fremdkörperentfernung aus der Hornhaut ist übrigens das Einstreichen einer Sulfonamidsalbe empfohlen worden. Weit geeigneter stehen aber die Infektionen des äußeren Auges und die Entzündungen des vorderen Bulbus-Abschnittes der Sulfonamid-, insbesondere Salben-Therapie (Sulfathiazol-Sulfocillin-Salben) offen.

Bei den Keratitiden (Keratitis parenchymatosa, Hypopyon-Keratitis, Keratitis dendritica, Herpes corneae superficialis) sind die Sulfonamide vorwiegend als Salbe (10- bis 15%ig) oder als Lösung, etwa 10%ige Albucid-Lösung in Glyzerin, indiziert und dem Penicillin vorzuziehen, da dieses die zur Heilung erforderliche Konzentration in Hornhaut und Kammerwasser bei parenteraler Applikation nicht erreicht und bei lokaler Anwendung schon alle drei Stunden eine Instillation verlangt, indes Albucid alle zwölf Stunden zu applizieren ist.

Als weitere Anzeigen für Sulfonamide kommen dann noch die Blepharitis, auch ulcerosa — hier intravenöse Albucidinjektionen — Lidphlegmone und Liderysipel, die Iritis gonorrhoica und manchmal auch die akute Iritis auf anderer Grundlage sowie die Iridozyklitis, jedoch nicht die rheumatische, in Betracht. Bei der letzteren Erkrankung und bei Iritis wurde eine Sulfonamidkur, etwa Cibazol, Albucid, Irgafen, Eleudron, Prontosil, am ersten Tage mit dreimal drei Tabletten, durch fünf weitere Tage je dreimal zwei Tabletten, vorgeschlagen. In diesen Fällen wird auch das Medikament in Salbenform sowie durch Spülungen mit einer 20%igen Lösung appliziert. Schließlich sollen noch die Sulfonamide bei Orbitalinfektionen, Dakriozystitis, auch chronischer — hier Salbenmedikation, Spülungen mit einer 20%igen Lösung —, ferner bei Dakriophlegmonen von Wert sein, ohne jedoch die Inzision von Eiterherden ersparen zu können. Bei Hordeolum ist aber das Penicillin vorzuziehen.

Bemerkenswert ist noch, daß die Konzentration der Sulfonamide im Kammerwasser bei lokaler Anwendung und besonders in Salbenform entschieden höher ist als bei interner Verabreichung. Trotz höherer Konzentration bei lokaler Applikation erscheint jedoch die interne Anwendung — am besten von Sulfadiazine — bessere Resultate zu ergeben. Im übrigen ist die Überlegenheit des Penicillins über die Sulfonamide in der Augenheilkunde — eitrige Infektionen ausgenommen — nicht durchgehend überzeugend, da dieses Antibiotikum einerseits vom Blut aus nicht leicht in das Auge eindringt, anderseits hinwiederum allzu rasch ausgeschieden wird und daher, worauf schon hingewiesen wurde, wiederholte Lokalapplikationen notwendig macht. Dagegen bedeuten hinwiederum die Ungiftigkeit des Penicillins und daß dieses durch autolytische Produkte nicht zerstörbar und mit Atropin und den Lokalanästhetika Kokain, Prokain verträglich ist, unbedingte Vorzüge dieses Antibiotikums. Die Nebenwirkungen der Sulfonamidmedikation sind, was hier gleichfalls noch festgestellt werden soll, gerade im Bereiche der Augenheilkunde selten und geringfügig. Der Vollständigkeit halber wird noch erwähnt, daß in jüngster Zeit auch das Streptomycin, meist durch Instillation einer Lösung, bei Behandlung von Augeninfektionen herangezogen wird, und zwar angewandt sowohl bei akuten und chronischen Konjunktivitiden wie auch bei Infektionen der Cornea und der inneren Teile des Auges.

15. Gonorrhoe.

Unleugbar ist, daß die Sulfonamide schon angesichts der geradezu aufsehenerregenden Heilerfolge in der Therapie der Gonorrhoe bahnbrechend wirksam geworden sind. Die früher geübte Lokalbehandlung des Trippers trat in den Hintergrund; die orale Sulfonamidmedikation blühte; erzielte man doch in den ersten Jahren dieser durch einfache Tablettenmedikation, sonach in ambulatorischer Behandlung bewirkbaren Therapie Heilerfolge bis über 95 % der zur Behandlung gelangenden Patienten. An zwei Tatsachen kann jedoch heute nicht achtlos vorübergegangen werden: Einerseits, daß die Zahl der Sulfonamid-Versager in den letzten Jahren beträchtlich zugenommen hat und der Prozentsatz der Heilungen auf etwa 30 % und noch tiefer abgesunken ist, worüber schon an anderer Stelle gesprochen wurde; anderseits, daß das Penicillin bei der Tripperbehandlung die Sulfonamide, und zwar in seiner auch Komplikationen ergreifenden Heilwirkung, die in der Mehrzahl auch ohne Hospitalisierung der Patienten erreicht wird, zumindestens derzeit überragt, so daß dieses Antibiotikum demnach in der Tat die Sulfonamide als Heilfaktor der Gonorrhoe in hohem Maße abgelöst hat. Und es ist, wenn von den auch bei Penicillin zunehmenden Resistenzerscheinungen abgesehen wird, noch immer nicht zu leugnen, daß Penicillin als Mittel schnellster Heilung, zur sogenannten „Schnellkur" verwendbar, zu bezeichnen ist, zumal unter Umständen schon eine achtstündliche Behandlung mit etwa nur drei Injektionen von zusammen 150 000 E. bis 200 000 E., intramuskulär glutäal appliziert, genügt, um schon nach zwölf bis vierundzwanzig Stunden Gonokokken nicht mehr nachweisen zu können. Die also vordem bei der Gonorrhoe gerühmte und durch die Sulfonamide bekannt gewordene „Einschlagtherapie", das ist Heilung mit einer einzigen Gabe des Medikamentes, wird jetzt, insbesondere bei Männern, zumeist mit Penicillin geübt. Allerdings finden wir auch heute noch Berichte über die erfolgreiche Heilung akuter Gonorrhoe durch einen einmaligen Sulfathiazol-Stoß von 10 g durchgeführt und zwar in der ersten Stunde alle fünfzehn Minuten eine Tablette zu 0,5 g, in der zweiten Stunde alle zwanzig Minuten, in der dritten alle 30 und in der vierten Stunde alle 45 Minuten eine Tablette bei gleichzeitiger Zufuhr von fünfeinhalb Liter Flüssigkeit in 24 Stunden. Oder: Eine einzige Dosis, morgens nüchtern genommen, und zwar 1 g auf 10 kg Körpergewicht mit alkalischem Mineralwasser bei akuten Fällen und von 0,1 g pro Körper-kg und sodann anschließend in stets verlängerten Intervallen, wie eben dargelegt, insgesamt von etwa 16 bis 18 g innerhalb von dreizehn Stunden, nebst Spülungen mit einer 2,5%igen Acriflavin-Lösung in dreistündigen Intervallen bei chronischen Fällen. Freilich ging man bald infolge der meist schweren Verträglichkeit eines Eintag-Stoßes zu dem Zwei- bis Dreitage-Stoß über, wobei bei jenem zweimal 6 g in 48 Stunden oder auch mehr, bis zu 20 bis 30 g, bei diesem aber dreimal 5 bis 6 g in 72 Stunden, aber auch hier bis 26 g verabreicht werden. Auch können durch vier bis fünf Tage täglich bis zu zehn Tabletten, am zweckmäßigsten drei- oder aber auch fünfmal zwei Tabletten in dreistündigen Zwischenräumen gegeben werden. Bei dieser, auch „Kurzschlag"-Therapie genannten Heilbehandlung wird die Kur, also der Stoß, ein- oder auch zweimal zu wiederholen sein, falls die Kontrolle noch immer das Vorhandensein von Gonokokken ergibt. Dabei mag auch bei einer solchen Wiederholung das Sulfonamidpräparat in seiner Dosierung gesteigert oder besser gewechselt werden. Sind aber diese Kuren erfolglos, so ist der mit der oralen Sulfonamidmedikation, beispielsweise einem auf 3 bis 4 Tage verteilten Albucid- oder Pyrimalstoß von insgesamt 25 bis 30 g oder Cibazol- oder Eleudronstoß von insgesamt 30 bis 40 g, kombinierte Rückgriff auf spezifische fiebertherapeutische Maßnahmen (Pyrifer, intravenös 1 ccm, gekochte Milch, 10 bis 12 ccm intramuskulär, Olobintin forte 40 %, intraglutäal 0,5 bis 1 ccm oder laut Vorschrift Oleum terebenthinae 4,0, Ol. Arachidis beziehungsweise Ol. Olivarum ad 10,0, Antigonokokken-Vakzine, intramuskulär 1 ccm) zu empfehlen. Und zwar sollen diese letzterwähnten Maßnahmen als sogenannter unechter Synergismus die Widerstandskraft des Patienten, sonach die Abwehrlage des Körpers, erhöhen. Die Olobintin-Injektionen beschleunigen aber auch die Blutzirkulation, erhöhen die Durchlässigkeit der Blutgefäßschranke für das Medikament, wodurch auch die Heranbringung der Sulfonamide an den Infektionsort, sonach also die optimale Wirkung der Medikation, gefördert wird. Im allgemeinen wird das Fieber für drei bis sechs Tage in einer Höhe von 38 bis 40 Grad in Aussicht genommen werden müssen, wobei mit dem kombinierten Sulfonamidstoße erst am dritten Fiebertage begonnen werden soll. Bei Fällen mit beginnenden Komplikationen, wie Epididymitis, Funikulitis, Prostatitis, wird man aber neben den Sulfonamiden eine Arthigon-Pyrifer-Therapie versuchen und am ersten Tage 0,5 ccm Arthigon, am zweiten Tage 1 ccm Arthigon und am dritten Tage 1 ccm Pyrifer intravenös verabreichen. Wegen der im Zusammenhange mit den vorgenannten Injektionen auftretenden Schmerzen wird die Ruhigstellung des Patienten empfehlenswert sein. Sollte aber auch mit den beschriebenen Maßnahmen noch nicht der gewünschte Erfolg zu erzielen sein, so kann es zu einem weiteren, sonach also dritten Stoß, kombiniert mit örtlicher Kurzbehandlung, kommen, falls die letztere nicht schon mit dem Stoß kombiniert wurde. Angesichts des anderenorts besprochenen und in den letzten Jahren besonders beobachteten Rückganges der Sulfonamidwirkung auf die Gonorrhoe wird man vielleicht auch schon von vornherein, insbesondere bei hospitalisierten Patienten, alsogleich zu der erwähnten Kombination der Sulfonamidmedikation mit der unspezifischen Reiztherapie oder auch zur Kombination mit lokal appliziertem 4%igen Protargol oder einer von 0,25 bis zu $1^1/_2$, aber auch bis zu 3 bis 4 % gesteigerten Targesinlösung in fünftägigen Spülungen, allenfalls mit zusätzlicher Spülung mit dem altbekannten übermangansaurem Kalium (1 : 10 000 oder 1 : 20 000), nach den Methoden der schon immer geübten Lokalbehandlung greifen. Auch die Einführung eines Urethral-Stäbchens nach jedem Urinieren, und zwar nach folgendem Rp.: Pyrimali (Cibazoli) 3,0 bis 5,0, Lanolini 1,0, But. cacao ad 10,0. M. f. bac. urethr., long. 7 cm et crass. 3 mm, wurde in diesem Zusammenhange empfohlen.

Zu Lokalbehandlungen, die auch mit Arthigon, Albargin (1 : 4000 bis 1 : 1000) oder Silberprotein-Lösungen im Wege der gewebeauflockernden Spülung oder Instillation ausgeführt oder auch in Gestalt einer Abortiv-Behandlung mit $^1/_4$%iger Trypaflavin-Lösung oder dem obgenannten Protargol, allenfalls auch in Kombination mit der Erzeugung von Fieber vorgenommen werden können, wird es auch schon dann kommen müssen, sobald die orale Verabreichung von Sulfonamiden allein nicht schon innerhalb 48 Stunden sichtbare Besserung des kokkenhältigen Ausflusses mit sich bringt. In neuerer Zeit wurde auch Pyrasid, dem auch eine spezifische Heilwirkung zugeschrieben wird, 0,5 ccm am ersten Tage, 1,0 ccm vom zweiten bis sechsten Tage, mit Sulfonamiden kombiniert, und zwar wären diese letzteren, etwa Eleudron oder Cibazol, zwanzig Tabletten täglich durch vier Tage, aber erst vom dritten Tage der Pyrasid-Medikation an, zu nehmen.

Wie schon bemerkt, wurde bei Sulfonamidresistenz im internen Gebrauche die Beigabe von Urea, und zwar vierstündlich 30 g, zur Sulfonamidverabreichung empfohlen. Endlich sei noch erwähnt, daß auch schon, und zwar bei gleichzeitiger oraler Medikation, die lokale Anwendung von Sulfonamiden versucht wurde, wobei diese durch Spülungen mit einer 10- bis 20%igen Irgamid-Natrium-Lösung, und zwar drei- bis fünfmal täglich, bei Urethritis posterior durch Instillationen einer 30%igen Lösung, 5 bis 6 ccm, ausgeführt worden ist. Bei Urethritis anterior wurde aber auch die Anwendung einer Irgamidsalbe empfohlen. Endlich ist auch noch bei Resistenz der Sulfonamide aus den schon mitgeteilten Gründen eine kombinierte Laktoflavin-Sulfathiazol-Behandlung sowie eine Kombinationstherapie von oral verabreichtem Sulfathiazol — in den ersten fünf Tagen je 10 Tabletten zu 0,5, stündlich eine, und in den folgenden Tagen je 8 Tabletten — und intravenös gespritzter Gonacrine (Trypaflavin) durch zwei Wochen dreimal wöchentlich 10 ccm einer 2%igen Lösung sowie einer intramuskulär verabreichten Antigonokokken-Vakzine vorgeschlagen worden. Vom Laktoflavin wurden je 10 ccm durch sechs Tage, täglich zwei Injektionen intramuskulär, oder durch die gleiche Zeit Alt-Insulin, zweimal 25 E. täglich intravenös, bei gleichzeitiger oraler Sulfathiazol-Medikation, und zwar drei Tabletten fünfmal täglich vom vierten Tage der Injektionstherapie ab, angezeigt.

Beim Tripper des Weibes wurden neben den Sulfathiazolen (0,15 g pro Körper-kg in 24 Stunden, dreistündlich in 8 Teildosen) auch die Thiazomide oder Lysothiazol durch fünf Tage je 6 bis 8 g mit Wiederholung der Kur nach stattgehabter Menstruation, allenfalls auch im Zusammenwirken mit vaginaler Diathermie und Elektrokoagulation der Zervix, angeraten. Bemerkt wird, daß Schwangerschaft die Anwendung der Sulfonamide auch in Kombination mit Fiebertherapie nicht ausschließt. Gravide tripperkranke Frauen sollen beispielsweise Sulfathiazol je 6 g pro die durch etwa vier Tage bei gleichzeitiger Fiebertherapie (Pyrifer 50 bis 100 E., gesteigert sodann auf 500 bis 2000 E.) erhalten. Davon abgesehen, daß Penicillin allein, also ohne Synergetik mit Sulfonamiden, bei weiblicher Gonorrhoe nicht immer gut anzusprechen pflegt, sind die Sulfonamide insbesondere bei Gravidität auch deshalb dem Penicillin vorzuziehen, da jene auf Lues einflußlos sind und schon mit Rücksicht auf den Fötus nicht die Gefahr auf sich genommen werden darf, durch eine Bekämpfung der Gonorrhoe mit Penicillin eine etwa gleichzeitig akquirierte Lues im Primärstadium latent werden zu lassen, was aber deshalb leicht möglich wäre, da bei der Penicillin-Kur Monate vergehen können, bis die Serumreaktionen positiv werden. Naturgemäß wurde auch das synergetische Zusammenwirken von Penicillin mit oral verabreichten Sulfonamiden nach verschiedenen Behandlungsschemen, beispielsweise Penicillin 400 000 E. und Elkosin oder Cibazol 20 g, und gerade auch bei der Gonorrhoe des Weibes versucht, lediglich aus dem Drange heraus, jedenfalls Heilung auch in schwierigen oder resistenten Fällen bringen zu können.

Vermerkt sei, daß heute bereits auch Penicillin-Resistenz bei Gonorrhoe in nicht unbeträchtlichem Maße ebenso beobachtet werden konnte wie häufige Rezidive, die oft schon zwei bis vier Monate nach der ersten Heilung auftraten[39]. Aber auch eine Steigerung der Anzahl gonorrhoischer Krankheitsfälle konnte seit Einführung der Penicillintherapie konstatiert werden, wobei diese Steigerung auf den zunehmenden Leichtsinn der Patienten zurückzuführen sein dürfte, die an das absolut rasch wirkende Heilmittel „Penicillin" glauben. So ist denn noch gar nicht abzusehen, ob Penicillin auch wirklich Trumpf in der Heilbehandlung des Trippers bleiben wird. Vielleicht mag noch eines Tages die kombinierte Sulfonamid-Fieber-Kur der Penicillin-Medikation gleichwertig werden.

Wie schon früher bemerkt, ist bei gleichzeitiger gonorrhoischer und luetischer Infektion die Tripperkrankung mit Sulfonamiden zu bekämpfen, da bei deren Anwendung der Spirochäten-Nachweis leichter gelingt. Und gerade bei einer Schnellkur der Gonorrhoe mit Penicillin wird die Gefahr besonders groß, eine gleichzeitig vorhandene Lues zu maskieren. Freilich kann aber auch nicht jeder Gonorrhoe-Patient mit der Lues-Dosis ($2^1/_2$ Mill. E.) behandelt werden, nur um sicher zu gehen, daß eine etwa gleichzeitig vorhandene Lues bei der Penicillin-Behandlung der Gonorrhoe nicht übergangen wird. So bliebe also in einem mit Penicillin geheilten Falle von Gonorrhoe nichts anderes übrig, als daß eine zweijährige Kontrolle auf eine eventuell gleichzeitig akquirierte und zunächst latent gebliebene Lues durchgeführt wird. Da also Penicillin die Gonorrhoe heilen, die Lues aber verdecken kann, soll daher immer dann, wenn der Verdacht besteht, daß mit der Gonorrhoe gleichzeitig eine Lues akquiriert wurde, die Tripper-Behandlung mit Sulfonamiden begonnen werden. Noch ist hier auf die Täuschungsmöglichkeit aufmerksam zu machen, daß Hauterscheinungen, die im Zuge einer Tripperbehandlung durch Sulfonamide auftraten, als Folge dieser Medikation gewertet wurden, indes in Wahrheit eine Herxheimer'sche Reaktion beziehungsweise eine als „Secundaria" zu qualifizierende Hauterscheinung vorlag, die auf eine gleichzeitig bestehende Lues zurückging.

An Sulfonamid-Präparaten kommt bei der Gonorrhoe an erster Stelle wohl Sulfathiazol (Cibazol), 15 bis 26 g in

[39] Bezeichnend der Titel der Arbeit Ch. W. Clarke's, „Penicillin-Hilfe oder Hindernis in der Behandlung der Geschlechtskrankheiten". J. amer. Soc. of Hyg. Ass. 1946 in Zeitschr. f. Haut- und Geschlechtskrankheiten, Heft 7, S. 197, 1947.

drei bis fünf Tagen, je nach der Anzahl der veranstalteten Stöße, in Betracht, sodann das Sulfadiazin mit Stößen zu ungefähr 40 Tabletten zu 0,5 g, ferner Dagénan, Sulfapyridin durch fünf Tage dreimal zwei Tabletten, Pyrimal, Elkosin, Diazil, Ultraseptyl, in neuerer Zeit auch Irgafen; auf Albucid wird oft in komplizierten Fällen zurückgegriffen, (7-Tage-Stoß von dreimal drei Tabletten täglich, aber auch in intravenöser Spritzung von 5 bis 10 ccm einer 30%igen Lösung). Die Ulirone und Neoulirone kommen heute wegen abträglicher Nebenwirkungen kaum mehr zur Anwendung.

Unter „neuzeitlicher Behandlung der Gonorrhoe" wird nach dem Gesagten die Anwendung des Penicillins zu begreifen sein; ist dieses aber nicht unbeschränkt zur Verfügung, dann soll Penicillin nur bei Sulfonamidresistenz oder Auftreten von Sulfonamidschäden gegeben werden. Ansonsten ist die Sulfonamidbehandlung oral mit hoher Anfangsdosis und nicht etwa einschleichender Art, vornehmlich in Stößen und tunlichst kombiniert mit Reiztherapie zwecks Erhöhung der Abwehrkräfte des Gesamtorganismus, allenfalls im Verein mit örtlicher Kurzbehandlung, angezeigt. Im übrigen wird mit Sulfonamiden jedenfalls dann einzuschreiten sein, wenn die Gonorrhoe von Genitalgeschwüren begleitet ist oder war und insolange, bis drei Dunkelfelduntersuchungen an drei Tagen hintereinander ein negatives Resultat ergeben und wiederholte serologische Reaktionen in mindestens drei Monaten negativ ausfallen. Ebenso ist auch Sulfonamidbehandlung geboten, wenn die Gonorrhoe mit deutlicher Schwellung der Inguinaldrüsen einhergeht, die aber nicht durch einen periurethralen oder Bartholinischen Abszeß, eine gleichzeitige Balanitis oder ein unspezifisches Ulcus bedingt ist.

Daß die W i r k u n g der Sulfonamide neben einem raschen Abklingen der Krankheitssymptome eine auch in volkswirtschaftlicher Beziehung nicht zu unterschätzende Abkürzung der Heildauer bewirkt, ist offenbar; soll ja bei rechtzeitigem Eingreifen der Sulfonamidtherapie bei nichtresistenten Erregern deren Verschwinden innerhalb von 24 bis 28 Stunden aus dem Ausflusse festgestellt werden können und dieser selbst in drei bis vier Tagen überhaupt sistieren. Ebenso wie das Penicillin sind auch die Sulfonamide bei Fällen mit beginnenden Komplikationen, wie Epididymitis, Funikulitis, Prostatitis und auch bei Arthritis (Polyarthritis), zumindest in synergetischem Wirken von Erfolg.

Auch bei Gelenks- und Herzklappenentzündungen eitriger Natur und gonorrhoischer Genese ist die Anwendung von Sulfonamiden angezeigt. Von der durch Gonokokken hervorgerufenen Blennorrhoe ist aber im Abschnitte von den Augenerkrankungen die Rede gewesen.

Daß Sulfathiazole bei Gonorrhoe auch prophylaktisch im Heeresdienste angewendet wurden, und zwar etwa 6 g nach dem ersten Tage des suspekten Geschlechtsverkehres, sei noch abschließend erwähnt. Es kann schließlich heute noch nicht übersehen werden, welche Rolle das Streptomycin bei der Heilung gonorrhoischer Erkrankungen spielen wird. Jedenfalls wurde dieses Antibiotikum in jüngster Zeit auch bei akuter Gonorrhoe herangezogen und zwar wurden mit behauptetem Heilerfolg ein bis zwei intramuskuläre Injektionen von 0,3 bis 0,6 g Streptomycin in wässeriger Lösung intraglutäal verabreicht.

16. Andere Geschlechtskrankheiten.

Auf dem Gebiete der Geschlechtskrankheiten, die bereits besprochene Gonorrhoe ausgenommen, bietet vor allem die Sulfonamidtherapie des weichen Schankers und seiner Komplikationen Interesse. Wir finden bekanntlich diese auf den gramnegativen Ducrey'schen Strepto-Bazillus zurückgehende Erkrankung oft mit der Spirochaeta pallida (Chancre mixte); mit Gonorrhoe, aber auch mit der Lymphogranulomatosis inguinalis vergesellschaftet.

Beim Ulcus molle kommt sowohl eine orale wie eine lokale Behandlung mit Sulfonamiden in Frage. Im ersten Stadium der Infektion, also dann, wenn nur ein rein lokales Geschwür vorliegt, kann jetzt an Stelle der früheren Verätzungsmethoden nach vorheriger Reinigung Sulfonamid-Puder, Marfanil-Prontalbin- oder Cibazol-Puder, bis zu einer Woche lang, zur Anwendung kommen. Zur oralen Behandlung mit Sulfonamiden, etwa Sulfathiazolen, greift man aber erst dann, wenn sich als Komplikationen Lymphgefäß- und Lymphdrüsen-Entzündungen (Bubonen) einstellen. Es ist dann die Stoßtherapie durch etwa sieben Tage mit einem Gesamtaufwande von etwa 40 bis 60 Tabletten, mindestens zehn Stück im Tage, oder etwa ähnlicherart 3 bis 4 g täglich bis zu einer Gesamtdosis von 28 bis 30 g indiziert. Die Kombination oraler mit lokaler Sulfonamidbehandlung erscheint aber dann empfehlenswert, wenn sich die Bubonuli, also die nicht voll entwickelten Bubonen, in einem Fluktuierungszustande befinden. Man wird nach Punktierung des Bubonulus in den entleerten Hohlraum einige Tropfen einer Sulfonamidlösung applizieren. Gleicherweise wird man gegenüber den Bubonen vorgehen müssen, wenn sie durch rein interne Medikation nicht vollständig zum Rückgange gebracht wurden. An Stelle des Spülens mit kolloidaler Silberlösung nach Punktierung der zum Erweichen gebrachten Bubonen wird also auch hier in die Höhle Sulfonamidlösung eingespritzt werden können. Bei der Behandlung der Bubonen werden übrigens auch Sulfonamidsalben erfolgreich verwendet. Aber auch bei Vorliegen von Schanker-Geschwüren (Nisbet'scher Schanker) wird die gleiche lokale Behandlung (Puderbehandlung) vorzunehmen sein wie beim primären Muttergeschwür. Sonach verdrängt also praktisch die Sulfonamidtherapie des weichen Schankers nicht nur die frühere Verätzungstherapie, sondern je länger, je mehr auch die Spülungs-, Fieber- und Vakzine-Therapie, so daß hier fast von einer Obligatwirkung der Sulfonamide gesprochen werden kann. In Fällen von Sulfonamidresistenz wird allerdings auf die meist intravenös zu applizierenden Antimonpräparate, kombiniert mit Fiebertherapie, zurückgegriffen werden müssen. Bei der Form des phagedänischen Schankers, also immer dann, wenn das Ulkus unter einem engen Präputium sitzt, ist jedoch oft auch chirurgisches Eingreifen, Spaltung, Exzision, Kauterisation nicht zu vermeiden. Bemerkt wird noch, daß der Nachweis der Spirochaeta pallida in Mischgeschwüren durch die Sulfonamidtherapie insoferne erleichtert, wird, als beim Mischgeschwür das Ulcus molle infolge der Sulfonamidmedikation in sechs Tagen abheilt, die Spirochäten aber unbeeinflußt bleiben; heilt aber das Geschwür spurlos, dann ist auch anzunehmen, daß Spirochäten nicht vorliegen.

Auch die sogenannte vierte Geschlechtskrankheit, die Lymphogranulomatosis inguinalis, auch Maladie de Nicolas-Favre genannt, ist der Sulfonamidtherapie zugänglich; und zwar läßt sich sogar behaupten, daß die früher geübte Therapie mit Antimonpräparaten durch die Sulfonamide auch hier verdrängt worden ist. Allerdings ist bei dieser Viruserkrankung eine lang dauernde Sulfonamidbehandlung sowohl oral wie lokal vonnöten. Die Lokalbehandlung hat sich in der Applikation der Sulfonamide in flüssiger oder Pulver-Form zu vollziehen; die orale in Gestalt einer mindestens dreimal zu wiederholenden Stoßtherapie, wobei durch zwanzig Tage je 2 g zu verordnen sind und die Intervalle zwischen den Stößen zehn bis fünfzehn Tage auszumachen haben. Als Präparate werden hiebei Albucid, vor allem aber Cibazol empfohlen und etwa ein erster Albucidstoß von 63 Tabletten in sechs Tagen, am ersten Tage 15 Tabletten, am zweiten 12, am dritten bis sechsten Tage je 9 Tabletten und nach zehn Tagen ein etwaiger Sicherheitsstoß, allenfalls mit einem anderen Sulfonamidpräparate mit 45 Tabletten angeraten. Ebenso könnten auch drei- bis fünfmal täglich $1^1/_2$ g Sulfathiazol durch drei Wochen, sodann fünfmal täglich 1 g durch weitere drei Wochen genommen werden. Sind die Sulfonamide schlecht zu vertragen, kommt intravenöse Spritzung in Frage. Bemerkt sei noch, daß hier, ebenso wie beim Ulcus molle, die Penicillintherapie vollkommen unwirksam ist. Mit Streptomycin wurden jedoch Heilungsversuche ebenso wie beim Ulcus molle unternommen.

Bei Vulvovaginitis infantum liegt in der Regel eine bakterielle, meist gonorrhoische Mischinfektion vor. Sulfonamidtherapie wurde versucht und ist insbesondere in solchen Fällen erfolgreich, in denen die Infektion durch Gonokokken verursacht wurde. Empfehlenswert sind Sulfadiazine und Sulfathiazole. Neben der Oralmedikation, Eleudron, Cibazol, Albucid oder Sulfadiazine, und zwar in Gestalt von zwei bis drei und auch mehr Stößen bei einwöchentlichen Zwischenpausen und allfälligem Präparatwechsel, dreimal 1,5 bis 2 g pro die, ein Stoß mit fünf bis sechs Tagen angenommen, kommt auch die lokale Applikation durch Instillationen, in Pulverform sowie die Einführung von Sulfathiazol-Suppositorien zu 0,5 g oder von Styli (Stäbchen) mehrere Wochen hindurch, auch mit unspezifischer Fiebertherapie gepaart, in Betracht. Auch wurde die Einführung von Protargolstäbchen durch drei Wochen und in der Mitte dieser Behandlung die Veranstaltung eines Cibazolstoßes durch fünf Tage von täglich je 3 bis 4 g, insgesamt 18 bis 19 g, angeraten. Penicillin wird auch bei dieser Krankheit vielfach vorgezogen. Im Vordergrunde steht aber heute die Follikelhormon- als Injektions- und lokale Salbenbehandlung, auch kombiniert mit Penicillin oder Sulfonamiden, wobei der Sulfonamidstoß aber erst dann zu bewerkstelligen ist, wenn sich die Umwandlung der Vaginalschleimhaut im Sinne der Reifung vollzogen hat und die Leukozytose zurückgegangen ist.

Bei Balanitis wird neben Bädern die Lokalbehandlung mit Sulfonamiden angeraten.

17. Infektionen der Harnwege mit Ausschluß der Gonorrhoe.

Da die Ausscheidung der Sulfonamide im Harn geschieht, vermögen sie auch in diesem Trakte die besten Wirkungen zu erzielen, so daß daher auch die Sulfonamide zu den wirksamsten Harndesinfizientien zählen. Sie bewähren sich zudem bei verschiedenen infektiösen, nicht gonorrhoischen Erkrankungen der Harnröhre, Blase und Niere. So ist bei den gerade bei Frauen so häufigen Zystitiden Sulfonamidmedikation angezeigt. Dabei ist allerdings, was oft übersehen wird, immer vorauszusetzen, daß Abflußhindernisse, wie Steine, Strikturen, Fremdkörper, abgesackte Eiterherde, nicht bestehen dürfen, so daß diese, soll die Medikation von Wirkung sein, vorher chirurgisch behoben werden müßten. Empfohlen werden Sulfathiazole (Cibazol), auch Sulfanilamid, dieses insbesondere gegen Coli, Staphylococcus aureus und albus sowie gegen Pseudomonas wirksam, ferner Irgafen, Irgamid, Albucid oder ein diesen ähnliches Präparat. Dabei soll die Harndesinfektion in mittleren Dosen vollzogen werden; in den ersten zwei Tagen täglich etwa vier- bis fünfmal zwei Tabletten zu 0,5 g, sodann weitere drei Tage viermal zwei Tabletten oder durch fünf Tage 2 bis 2,5 g täglich, stets bei reichlicher Flüssigkeitszufuhr von 2 bis $2^1/_2$ Liter pro die. Oder von Sulfanilamid mit Tabletten zu 0,3 g durch zwei Tage dreimal zwei, weitere zwei Tage zweimal zwei Tabletten, sodann durch eine Woche dreimal eine Tablette. Im Falle schlechter Verträglichkeit kommt auch die intravenöse Applikation von 20 bis 50 ccm ein bis zweimal täglich von Eleudron oder Euvernil oder die intramuskuläre Spritzung von Cibazol, 10 bis 20 ccm, in Betracht. Empfehlenswert ist es auch, nach den ersten vier Tagen, in denen man zwei Tage lang dreimal zwei Tabletten und durch zwei weitere Tage zweimal zwei Tabletten gab, noch eine Woche hindurch dreimal eine Tablette zu verordnen, wobei es wesentlich ist, die Medikation stets noch acht Tage über das Sterilwerden des Urins hinaus, allenfalls auch mit einem anderen Medikamente, fortzusetzen, da gerade bei den Coli-Infektionen, die den Hauptfall bei den Zystitiden darstellen, unter dem Einflusse der Sulfonamidmedikation die Bakterien zwar aus dem Harn verschwinden, aber nach

Aussetzen des Medikamentes aus der Blasenwand herauswachsend wieder zu einem Rezidiv führen können. Bei vorliegender Coli-Infektion werden sich übrigens die Sulfadiazine und Sulfathiazole, besonders Sulfathalidin (0,1 g pro Körper-kg täglich durch eine Woche), aber auch Irgafen, dieses stoßweise 3 g, sodann 1,5 g mehrtägig, am besten wirksam erweisen, wiewohl Präparate der Mandelsäure vorzuziehen sind. Gelobt wird auch gerade gegen solche Infektionen der Harnwege das Prontosil, obwohl auch dieses den Harn nicht dauernd colibakterienfrei machen kann. Die vorerwähnte Mandelsäure wird aber bei den Harninfektionen durch Enterokokken jedenfalls in den Vordergrund treten müssen, da erfahrungsgemäß die Sulfonamide das Wachstum der Enterokokken fördern, wie bei prophylaktischer Kathederbehandlung mit Sulfonamiden festgestellt werden konnte. Bei hartnäckigen Infektionen mit Darmbakterien wurde in jüngster Zeit Synergetik von Streptomycin mit Sulfasuxidin versucht. Auch bei Zystitiden wird man im allgemeinen mit einer mittleren Dosierung das Auslangen finden, wobei Kindern entsprechend niedrige Dosen zuzuführen sind. Im übrigen können auch Einspritzungen in die Blase, und zwar in Gestalt einer 10- bis 30%igen wässerigen Lösung als Spülflüssigkeit geübt werden. Eine Herabsetzung der Harnazidität ist beim Sulfanilamid-Gebrauch nur bei Infektionen mit Streptococcus faecalis von Vorteil. Bei den unkomplizierten Fällen von Zystitis sind natürlich auch noch die üblichen diätetischen Vorschriften, Ruhe und Schonung zu beobachten. Auch bei der Bilharzia-Staphylokokken-Zystitis sind die Sulfonamide indiziert. Man wird am besten je 2 g Sulfathiazol durch sieben Tage geben.

Bei den Nephritiden können aber die Sulfonamide im allgemeinen nicht als alleiniges Heilmittel in Betracht kommen, sondern sie werden immer nur einen Bestandteil der Gesamttherapie ausmachen können. Doch wird bei Nephritis, insbesondere akuter, auch Herd-Nephritis, Pyelitis, auch während der Gravidität und im Wochenbette, jedenfalls ein Sulfonamidstoß unter alkalisierendem Regime und reichlicher Flüssigkeitszufuhr mit 3 bis 5 g täglich durch mehrere Tage oral, sei es mit Sulfathiazolen oder Sulfapyrimidinen, eingeleitet werden können. Bei akuter Nephritis wird aber auch an die Anwendung des Penicillins zu denken sein, dies insbesondere dann, wenn der Erkrankung eine Fokalinfektion zugrunde liegt, penicillinempfindliche Erreger vorhanden sind oder aus einer Sulfonamidmedikation nachteilige Wirkungen zu erwachsen scheinen. Bei Pyelonephritis wird aber die orale Stoßbehandlung allein nicht ausreichen, so daß man auch parenteral oder intravenös spritzen oder versuchen muß, das Sulfonamid, beispielsweise Irgafen-Natrium, auch rektal zu verabreichen. Auch bei Herd-Nephritis und Pyelitis des Kindes, und zwar auch bei chronisch rezidivierender, können naturgemäß neben Diuretika medikamentös Cibazol oder Pyridazol, allenfalls Irgamid in Stoßbehandlung versucht werden; doch dürfen insgesamt nicht mehr als vier bis fünf Stöße den Kindern zugemutet werden, also etwa durch vier Tage dreimal je 1 g, und sodann nach einwöchentlicher Pause die gleiche Dosierung wiederholt. Bei Lipoidnephrosen der Kinder kann eine protahierte Sulfonamidkur eingeleitet werden. Wenn Sulfonamide in solchen Fällen nicht ansprechen, wird man, soweit nicht Penicillin, insbesondere bei Staphylokokkeninfektionen, bei Infektion mit Streptococcus faecalis oder bei abszedierenden periurethralen Entzündungen in Frage kommt, auf ältere Präparate, die uns durchaus nicht veraltet erscheinen dürfen, zurückgreifen müssen. Als solche kommen insbesondere Derivate der Mandelsäure, wie Ammonium- oder Magnesium-Mandelat, in Betracht. Synergetik mit Penicillin wird geübt; nur darf dem Penicillin bei Erkrankungen der Harnwege schon deshalb nicht schlechthin der Vorzug vor den Sulfonamiden gegeben werden, da dieses Antibiotikum gegen Colibakterien nicht durchgreifend wirksam ist, vielmehr eher deren Wachstum begünstigt. Erwähnt wurde bereits, daß jetzt auch Streptomycin, vorwiegend in intramuskulärer Applikation, bei Infektionen der Harnwege herangezogen wird und gerade in Ansehung seiner Wirkung gegen gramnegative Bakterien, Tuberkelbazillen und auch gegen Proteus und Pyocyaneus. Die Sulfonamide zeitigen gegenüber dem Proteus-Bazillus im Bereiche des Harntraktes nur teilweisen Erfolg. Mit Nu 445, Chemotherapeutikum 5269 (Gantrosan Roche), einer Dimethyl-Sulfanilamid-isoxazolverbindung, wurden noch die besten Versuche unternommen. Synergetik von Sulfonamiden, Stöße von Sulfathiazol oder Sulfadiazin mit parenteral verabreichtem Streptomycin finden wir heute auch bei allen nichttuberkulösen Infekten der Nierenwege angezeigt, zumal behauptet wird, daß hiebei das Sulfonamid gegen die Neigung der Bakterien zur Resistenz gegenüber dem Streptomycin wirksam werden soll. Daß wegen der Gefahr von Harnsteinbildung gerade bei der Sulfonamidmedikation zur Behandlung von Erkrankungen des Harntraktes, wie übrigens auch schon erwähnt, reichlich Flüssigkeit zugeführt werden muß, ergibt sich aus dem mehrfach Gesagten von selbst; im übrigen ist verminderte Funktionstüchtigkeit der Nieren an und für sich noch kein Hindernis für Sulfonamidmedikation. Dagegen sind Mandelate, die allerdings nur bei saurem P_h des Harns wirken, bei gestörter Nierenfunktion kontraindiziert.

Daß Sulfonamide auch bei Operationen im Bereiche des Harntraktes prä- und postoperativ, so beispielsweise bei Pyelitis nach einer Prostataektomie, verabreicht werden können, leuchtet ein. Gewöhnlich werden hiebei die Sulfonamide synergetisch mit Penicillin gegeben. Insbesondere wurden auch zur Verhütung von Harninfektionen nach der transurethralen Elektroresektion der Prostata oder bei Einlegen eines Dauerkatheters bei Harnretentionen infolge Prostatahypertrophie Sulfonamide oral, etwa Sulfadiazine in Stößen von insgesamt rund 30 g, kombiniert mit Penicillin, empfohlen. Im letzteren Falle sind aber auch Spülungen mit Sulfathiazol-Lösungen angezeigt. Sulfonamidverabreichungen können aber auch vor und nach jeder Ureter-Dilatation bei chronischer Prostatitis, 4 g durch etwa zehn Tage, angezeigt sein.

Bei der Steinbehandlung, beispielsweise Zystinsteinen, spielen aber die Sulfonamide insoferne eine Rolle, als sie den hiebei vorfallenden sekundären Infektionen vorbeugen oder diesen abhelfen können. Der Nierenkarbunkel (perirenaler Abszeß) muß aber operiert werden, wenn die Therapie mit Sulfonamiden (Septazine, Fontamide), namentlich auch in Kombination mit Jod und Lugol forte (12 g Fontamide oral, überdies Solusseptazine subkutan und täglich fünfzehn Tropfen Lugol forte) nicht bald Erfolg hat und auch die Anwendung von Penicillin versagt.

18. Hautkrankheiten.

Die ersten wesentlichen Erfolge der Sulfonamidtherapie, insbesondere mit dem Erstlingspräparat Prontosil, wurden gerade auch auf dem Gebiete der durch infektiöse Erreger hervorgerufenen Hautkrankheiten erzielt. Und zwar sind dies vor allem die Pyodermien, und zwar nicht die rein oberflächlichen, welche Anzeigen für Sulfonamide darstellen. In Betracht kommen sonach Impetigo contagiosa, Ekthyma, Sycosis simplex, Trichophytia profunda, ferner das Furunkel, die Furunkulose, der Karbunkel und das Erysipel, und zwar gerade auch das auf Prontosil rubrum besonders ansprechende Rachenerysipel. Beim Impetigo kommen neben oraler Stoßbehandlung vor allem Salben, und zwar der Präparate Albucid, beispielsweise Sol. albucidi 30 %, Eucerin. anhydr. a. a. oder Cibazol, Elkosin und Irgamid in Frage. Besonders empfohlen wird auch eine 15%ige Sulfathiazolsalbe, der 4 % Tragacanth zugesetzt und die als Salbenverband appliziert wird. Auch wurde mikrokristallinisches Sulfathiazol als 15%ige Suspension in physiologischer Kochsalzlösung, gleichfalls in Salbenform, angewendet. Beim Erysipel bleibt übrigens neben Prontosil das Sulfadiazin besonders angezeigt. Die Furunkulose wird jedoch durch die Sulfonamidtherapie keineswegs zum Erlöschen gebracht; doch werden Einschmelzungen vor allem durch Anwendung einer Sulfathiazolsalbe beschleunigt, ohne daß jedoch hiedurch das Aufschießen neuer Furunkel verhindert werden würde. Jedenfalls ist bei Furunkulose und beim Karbunkel die Stoßmedikation geboten, etwa acht Tabletten pro die durch mindestens fünf Tage. Beim Furunkel der Oberlippe ist Synergismus der Sulfonamide mit Röntgen-Bestrahlung unter Ausschluß jedweden chirurgischen Eingriffes empfehlenswert. Heute konkurriert auch auf dem Gebiete der Hautkrankheiten das Penicillin mit den Sulfonamiden. Bei Staphylodermien ist das erstere, allenfalls im Zusammenwirken mit Cibazol und Elkosin, vorzuziehen; dies gilt besonders bei Impetigo; Synergetik von Penicillinsalbe mit einem der beiden vorgenannten Sulfonamidpräparate, oral fünfmal zwei Tabletten durch vier Tage, steht hier vor reiner Penicillinmedikation. Bei Infektionen aber, die durch Streptokokken hervorgerufen wurden, wird Penicillin nur bei Versagen der Sulfonamide heranzuziehen sein. Bei den Staphylodermien wird in jüngster Zeit auch Streptomycin, bei Furunkel und Karbunkel insbesondere aber Bacitracin empfohlen. Bei der zu Rezidiven neigenden Sycosis barbae ist ebenso wie bei Akne vulgaris, Nackenfurunkulose, Rosacea und allen durch gramnegative Keime hervorgerufenen Pyodermien Penicillin nicht am Platze. Dagegen empfiehlt sich bei Sycosis barbae und auch bei Furunkulose synergetische Anwendung der Sulfonamide mit immunbiologischen Maßnahmen, wie Vakzinetherapie. Auch wird bei Sycosis das Zusammenwirken der angegebenen Albucidsalbe mit oraler Sulfonamidmedikation, Cibazol acht Tabletten täglich durch acht Tage, empfohlen. Neben der bereits erwähnten Sulfocillinsalbe werden bei Pyodermien noch folgende Salben-Verschreibungen angeraten: Pront. rubr. 3,0, Spirit. dilut. 60,0, Glycerini 1,0, Aceton. ad. 100,0. Oder: Sulfanilamid 2,5, Lanolini, Vaselini a. a. ad 50. Bei Ekzem und durch Mikroben verursachten Pyodermien bewährte sich aber die nachstehende Verschreibung: Sol. Irgamid natr. 30 %, Zinc. oxyd. a. a. 30, Misce, adde Ol. arachid. 24, Adip. lanae 6. Gegen Pyodermien der Neugeborenen wird aber die prophylaktische Anwendung einer 5%igen Sulfathiazolemulsion angezeigt. Bei Trichophytia profunda kann eine 10%ige Albucid-Eucerin-Salbe dreimal täglich mit einem Albucid-Stoß durch fünf bis sieben Tage kombiniert werden. Bei seborrhoischen Hautkrankheiten, also bei nicht echter Dermatitis, aber auch beim Pemphigus und bei Dermatitis herpetiformis Duhr werden die Sulfonamide mit wechselnder Wirkung versucht; bei der letzterwähnten Erkrankung sollen Cibazolstöße mit der Verabreichung von Vitamin C und D kombiniert werden. Bei Herpes simplex kann Sulfonamidsalbenverband versucht werden. Aber auch Herpes zoster ist der Sulfonamidtherapie zugänglich. Man wird neben Gaben vom Vitamin B_1 und C am besten in Mischspritze und neben Verabreichung von Hefe bei salzfreier Kost etwa durch fünf Tage Sulfonamid je 3 g täglich verordnen. Bei Pemphigus vulgaris wurden insbesondere mit Sulfadiazine Erfolge erzielt, wobei aber auch die früheren Behandlungsmethoden, wie Transfusionen vom Blut geheilter Kranker, Röntgen-Bestrahlung, Verabreichung von Pyramidon und Sangostop, beibehalten werden müssen. Beim Pemphigus der Säuglinge wird man auch Sulfonamid-Cremen, -Salben und -Puder in Verbänden auflegen können. Mit Sulfonamid-Puder und -Salben werden aber auch staphylogene Pemphigoid-Erkrankungen neugeborener Säuglinge behandelt.

Schon an anderem Orte wurde darauf hingewiesen, daß beispielsweise bei Behandlung des Impetigo die Möglichkeit der Entstehung eines Ekzems an lichtexponierten Stellen gegeben ist. Besonders die Lokalbehandlung mit Sulfonamiden bringt solche Gefahren mit sich; auch die Anwendung von Penicillin kennt ähnliche Sensibilisierungen der Haut, nur daß hier diese Erscheinungen rascher verschwinden. Gleichfalls schon erwähnt wurde der Umstand, daß gerade bei

Strahlenschäden, wie Röntgen-Dermatitis oder Röntgen-Geschwüren, die Sulfonamide, in Sonderheit in Puderform (Puderverbände) — Prontosil solubile, Marfanil —, erfolgreich zur Anwendung gebracht werden können. Desgleichen hat es sich auch gezeigt, daß es empfehlenswert ist, bestrahlte Panaritien, Furunkel oder Schweißdrüsen-Abszesse, Hautschäden und Hautreaktionen im Bereiche der Schleimhaut von Mastdarm, Vulva und Gebärmutter, hervorgerufen durch Röntgen- oder Radium-Bestrahlungen oder durch Elektrokoagulation von Karzinomen einer Nachbehandlung mit Marfanil-, Prontalbin- oder Penicillin-, Cibazol-Puder zuzuführen. In den Fällen ebengenannter Schleimhautschäden des weiblichen Genitaltraktes kommen auch Sulfonamidsuppositorien, 0,5 auf 2,0 ol. cacao, zur Anwendung. An Durchstrahlungen bei Bronchus-Karzinomen schließt sich zweckmäßig ein Sulfonamidstoß mit Debanal und Sulfapyrimidin durch zwei Tage zu je 5 bis 6 g an. Sulfonamidpuder, angewandt im Wege der Bestreuung oder durch Anlegen eines solcherart beschickten Verbandes, ist neben einer Sulfonamid-Salben-Behandlung zu den sonstigen Mitteln für die Behandlung des Ulcus cruris hinzugetreten, wohl in der Erwägung, daß diese Krankheitserscheinung ihrer pathologischen Genese nach nicht nur in zirkulatorischen Störungen, sondern gerade auch im Bestehen einer pathogenen Mikrobenflora ihre Ursache hat. Neben einer solchen Lokalbehandlung mit Sulfonamiden wurde auch noch die orale Verabreichung von Sulfanilamid — 4 bis 4,5 g durch zehn bis vierzehn Tage — empfohlen. Bei Nabelinfektionen zeigte sich aber das Penicillin den Sulfonamiden überlegen, vor allem darum, weil sich unter der Einwirkung des kombinierten Sulfonamid-Penicillinpuders Krusten bildeten, unter denen der infektiöse Prozeß seinen weiteren Fortgang nahm.

Als Applikationsart der Sulfonamide, und zwar insbesondere bei Furunkel und Karbunkel, bei Pemphigus vulgaris, Erysipel, Erysipeloid und Akne wurde seit neuerer Zeit auch die Iontophorese geübt. Hiebei wird ein beispielsweise mit 10%iger Na-Cibazollösung oder 20%iger Irgamidnatriumlösung getränktes Filtrierpapier auf die Hautstelle gelegt, mit einer Stanniolfolie bedeckt und auf dieser die Kathode fixiert, indes der Patient die Anode in der Hand hält. Die Stromstärke hat der Elektrodenfläche zu entsprechen, die maximale Stromeinwirkung soll in ihrer Dauer vier Minuten nicht übersteigen. Hiebei werden ein bis vier Sitzungen in Abständen von zwei Tagen genügen.

Schließlich sei noch erwähnt, daß Sulfonamidprophylaxe auch im Bereiche der Hautkrankheiten insoferne geübt wird, als bei Pyodermien der Neonati deren Einreibung mit 15 g einer 5%igen Sulfathiazolemulsion empfohlen wurde.

19. Darmerkrankungen.

Es ist eine bestimmte Gruppe von Sulfonamid präparaten, die besonders bei infektiösen Darmerkrankungen indiziert und dadurch charakterisiert ist, daß diese Präparate von der Darmwand nur langsam und schwer resorbiert werden und daher trotz starker Konzentration des Mittels im Blut in hohen Dosen gegeben werden können. Die langsamere Resorption des Medikamentes erscheint hier aber auch deshalb geboten, weil gerade durch die oftmals vorhandenen Geschwüre die Resorption eines Präparates hoher Blutkonzentration erleichtert wird. Obenan sei das übrigens bereits genannte Sulfoguanidin (Guanicil) angeführt, das heute vom Sulfasuxidin — einem Succinyl-Sulfathiazol — und auch von dem besonders gegen Darm-Coli, aerobe und anaerobe Keime wirksamen Sulfothalidin verdrängt wird, zumal auch diese beiden letztgenannten Präparate abträgliche Nebenwirkungen in weitaus geringerem Maße zeitigen als das Sulfoguanidin. Sulfonamidtherapie ist nun vor allem bei bazillärer Ruhr, Kruse-Shiga- und Flexner-Ruhr angezeigt. Man wird hiebei mit Sulfoguanidin oder Sulfathiazol, 0,2 bis 0,4 g pro Körper-kg, täglich in sechs Einzeldosen durch 48 Stunden, sodann mit kleineren Dosen, durch vier bis acht Tage vorgehen können. Jedenfalls wird man bei Sulfoguanidin (Guanicil) unter Umständen zu hohen Tagesdosen bis ungefähr 20 g, mindestens aber bis zu 10 g, die erste Dosis 5 bis 7 g, bei Säuglingen aber bis zu 6 g in 24 Stunden, durch fünf bis sechs Tage greifen müssen. Bei schweren toxischen Formen der Säuglingsruhr kann Sulfathiazol auch intramuskulär gespritzt werden, und zwar alle zwölf Stunden 0,5 g pro Körper-kg und am dritten Tage nur noch eine Injektion. Angezeigt sind ferner noch Eubasin und Eleudron, dreimal täglich zwei Tabletten zu 0,5 g durch einige Tage, bei schwereren Fällen sogleich vier Tabletten, sodann alle vier Stunden zwei Tabletten, durch drei bis vier Tage ausschwingend, allenfalls mit Serum kombiniert, indes das Succinyl-Sulfathiazol, 0,25 g pro Körper-kg als Anfangsdosis, sodann abfallend durch sechs Tage bei Flexnerruhr geradezu als Mittel der Wahl bezeichnet werden kann. Auch wurde bei akuter Bazillenruhr die Kombination eines gut resorbierbaren Sulfonamids mit einem langsam resorbierbaren, beispielsweise von Sulfadiazin und Sulfasuxidin, am ersten Tage je 4 g, sodann vierstündlich je 1 g von beiden Präparaten, und zwar bis drei Tage nach Freiheit von allen Symptomen, vorgeschlagen. Bei Säuglingsruhr wird man in leichteren Fällen Sulfoguanidin, in schweren aber Sulfathiazol verschreiben müssen. Dabei ist die Wirkung des Sulfonamidpräparates meist so zuverlässig, daß darauf nicht prompt reagierende Durchfälle im Wege sogenannter medikamentöser Diagnostik schlechthin als nicht dysenterisch erkannt werden müssen. Naturgemäß sind stets auch die sonstigen therapeutischen Maßnahmen, wie Eiweiß- und Milch-Diät, Wärme, Blut- und Plasmatransfusionen, zu beobachten. Im übrigen ist auch die Kombination der Sulfonamide mit polyvalentem Ruhrserum, dieses intramuskulär appliziert, gerade auch bei Säuglingsruhr versucht worden. Bei der Kruse-Shiga-Ruhr ist jedenfalls gleichzeitig auch Serum anzuwenden. Ansonsten wurde aber zu Unrecht behauptet, daß bei der Behandlung toxischer Ruhrerkrankungen die Bakteriophagen-Dysenterieserum-Behandlung der Sulfonamidtherapie überlegen sei. Begreiflich endlich, daß die Sulfonamide (Sulfoguanidin) auch zur Ruhrprophylaxe herangezogen wurden. Aber auch Bazillenträger werden durch täglich 20 g Sulfasuxidin oder Sulfoguanidin in sechs Tagen keimfrei gemacht. Die Sulfonamide wurden übrigens auch bei Amöbenruhr gegeben und dabei in hartnäckigen Fällen mit Emetin, 0,06 g pro die, kombiniert.

Als wesentliche Wirkungen der Sulfonamidmedikation bei Ruhr und anderen infektiösen Darmerkrankungen sind die Abkürzung der Fieber- und Krankheitsdauer, der rasche Rückgang der toxischen Symptome, Tenesmen und Koliken zu nennen; die Durchfälle sistieren zumeist nach zwei Tagen, auch werden die Stühle unter dem Einfluß dieser Medikation alsbald, etwa in fünf Tagen, blut- und eiterfrei. Hiemit geht Hand in Hand eine rasche Besserung des Allgemeinbefindens, die sich auch in der alsbaldigen Wiederkehr der Appetenz ausdrückt. Die Mortalität der Säuglingsruhr ist aber durch die Sulfonamide um rund 50 % gesenkt worden.

Des weiteren kommen für eine Sulfonamidtherapie folgende Erkrankungen des Darmtraktes in Betracht: Colitiden, insbesondere akute, (Dosis für Erwachsene 6 bis 8 g täglich in den ersten Tagen, sodann weiter 5 bis 7 g; bei Säuglingen durchschnittlich 0,2 bis 0,3 g pro Körper-kg durch fünf bis sieben Tage in viertelstündlichen Einzeldosen), Enteritiden, chronische und akute Fälle, auch reaktive, wie solche nach Unterleibsbestrahlungen aufzutreten pflegen (Sulfaguanidin bis sechs Tabletten täglich), ferner Colitis ulcerosa, auch chronica, hiebei oft nur als Adjuvans zur üblichen Therapie, wie Bettruhe, Wärme, Diät, und sicher der Bekämpfung der hiemit meist verbundenen Sekundärinfektionen dienend (Sulfaguanidin 0,2 g pro Körper-kg und Tag oder Stöße, je 2 g zweimal täglich oral, aber auch in Mikroklysmen zu je 4 g oder Sulfathiazol sechsmal täglich 1 g durch einige Tage, sodann 4 g täglich bis zu einer Gesamtdosis von 40 g oder Succinyl-Phthalylsulfathiazol oder Sulfasuxidin, 2 % in Bleibeeinläufen), akute infektiöse Enterocolitis, Gastroenterocolitis, Ileitis (Sulfasuxidin), Diverticulitis, Gastroenteritis neonatorum (Succinylsulfathiazol 0,2 bis 0,3 g pro Körper-kg und Tag in vierstündlichen Einzeldosen) und die für Säuglinge und Kleinkinder charakteristischen Diarrhoeen und Sommer-Diarrhoeen (etwa Guanicil 0,5 g vierstündlich oder durchschnittlich 0,2 bis 0,3 g pro Körper-kg, wie oben angegeben, oder Irgafen zwei- bis dreimal eine viertel bis zu einer halben Tablette), aber auch sonstige akute infektiöse Durchfälle, prädysenterische Darmkoliken, Dyspepsien, auch Ablaktionsdyspepsien, und schließlich die Coeliakie, da bei dieser nicht selten eine Komplikation mit Dysenterie festzustellen ist (Sulfoguanidin 0,25 g pro Körper-kg vierstündlich durch vier Tage), endlich akute Gastroduodenitis, wie eine solche oftmals die epidemische Hepatitis begleitet (etwa Guanicil 6 bis 8 g am ersten Tag und weiter in abfallenden Dosen), die gerade dann in ihrem Beginne rascher geheilt wird, wenn die Gastroduodenitis einer Heilung zugeführt wird. Gegen Diarrhoeen und Colitiden, wie diese häufig bei feuchter Gangrän auftreten, sind aber die Sulfonamide nicht wirksam. Von nicht unwesentlicher Bedeutung ist endlich die Verwendung der Sulfonamide bei Vorbereitung von Operationen im Bereiche des Magen- und Darmtraktes. Hier werden am besten vierstündlich 3 g Sulfasuxidin oder 1,5 g Sulfathalidin gegeben; doch kann auch

Sulfadiazin, insbesondere bei Anazidität, intravenös verabreicht werden.

Außer den bereits genannten Sulfonamidpräparaten wären noch gegen Erkrankungen des Darmes anzuführen Irgafen, auch gegen Coli und Paracoli wirksam und rektal gut resorbierbar, Ganipec, ein Kombinationspräparat von Sulfaguanidin, Nickelchlorid und Pektin, „Carbo-Cilag", das Tierkohlegranulat mit 14 % Sulfoguanidin vereint. Wie übrigens bereits angedeutet, ist naturgemäß neben der Sulfonamidtherapie auch für die sonst noch gebotenen therapeutischen Maßnahmen und Beihilfen, wie beispielsweise Vitamin-K-Gaben, Plasma- und Bluttransfusionen, Diätregelung, Raum.

20. Andere Infektionskrankheiten.

Nun sollen noch jene Krankheiten beleuchtet werden, die uns unter dem Namen „Infektionskrankheiten" im prägnanten Sinne geläufig und bisher noch nicht behandelt worden sind. So ist in schwereren Fällen von Scharlach und postskarlatinöser Lymphadenitis der Versuch einer Sulfonamid-Stoßtherapie empfehlenswert, und zwar etwa von Eleudron, zwei Stöße zu je vier Tagen bei Erwachsenen, und zwar am ersten Tage fünfmal zwei, am zweiten viermal zwei, am dritten dreimal zwei und am vierten Tage viermal zwei Tabletten, bei Kindern zwei- bis dreimal zwei Tabletten und bei Kleinkindern drei Tabletten täglich, gleichfalls durch vier Tage. Hiedurch wird jedenfalls eine Entgiftung und schnellere Entfieberung bewirkt, ohne jedoch Nachkrankheiten zu verhüten. Neben Prontosil, drei- bis viermal zwei Tabletten täglich, und Eleudron wurde auch Sulfadiazin, 0,06 g pro Körper-kg, ebenso wie Sulfathiazol und Irgafen in Anwendung gebracht. Auch wird die synergetische Anwendung von Sulfonamiden mit Rekonvaleszenten-Serum geübt. Versucht wurde ferner Scharlach-Prophylaxe mit Sulfadiazin, und zwar zweimal täglich 0,5 g pro Körper-kg in oraler Verabreichung. Dem Penicillin wird bei Scharlach eine bessere Wirkung als den Sulfonamiden zugeschrieben, insoferne septische Komplikationen nach Penicillin-Anwendung nicht auftreten sollen. Eine Kombination von Penicillin mit den Sulfonamiden wird bei Scharlach nicht durchgehend empfohlen; gleichwohl wurde bereits auch diese Synergetik mit Sulfadiazine erprobt. Im übrigen sind Stimmen laut geworden, daß das spezifische Antitoxin auch dem Penicillin jedenfalls überlegen ist.

Die Erreger des Typhus abdominalis galten sowohl gegenüber den Sulfonamiden als auch dem Penicillin resistent. Gleichwohl lehren Statistik und Erfahrung, daß bei Typhus abdominalis die Mortalität seit Einführung der Sulfonamide in die Typhustherapie um die Hälfte vermindert worden sei. Nur muß die Dosierung der Sulfonamide eine entsprechende sein; beim Typhus besteht nämlich gerade bei seinem sogenannten ambulatorischen Typ die Gefahr, daß die Patienten ärztliche Hilfe zu spät in Anspruch nehmen und in der Zwischenzeit, wiewohl Fieber aufweisend, bei unzureichender Sulfonamidmedikation sich oft bis zum Auftreten einer Perforations-Peritonitis herumschleppen, an der sie schließlich ad exitum gehen können. So ist denn gerade auch beim Typhus tunlichste Frühbehandlung, und zwar schon in der ersten Krankheitswoche im Fieber-Anstieg, am zweckmäßigsten.

Als Wirkungen der Sulfonamidtherapie bei Typhus sind neben der schon besprochenen Verringerung der Mortalität die Abkürzung der Fieber- und damit Krankheitsdauer sowie auch die Temperatursenkung und damit im Zusammenhange der günstige Einfluß gegen Benommenheit und Delirien zu nennen. Auch scheinen Komplikationen verringert und das Stadium des Dauerausscheidens verkürzt.

An Präparaten kommen hier in Frage das Globucid, intravenös und oral, und zwar am ersten Tage dreimal 2 g intravenös gespritzt und fünfmal zwei Tabletten verabreicht, am zweiten, dritten und vierten Tage viermal 2 g per injectionem und viermal zwei Tabletten oral, sodann am fünften bis achten Tage dreimal 2 g in intravenöser Spritzung und sechsmal zwei Tabletten; ferner sind indiziert: Pyrimal, Sulfathiazol, Irgafen sowie auch das Darmpräparat Sulfoguanidin in oraler Anwendung. Zur medikamentösen Behandlung der Bazillen-Ausscheider wurde neben anderen Präparaten mit besonderem Erfolg Resulfon, ein Sulfoguanidin, durch eine Woche dreimal vier Tabletten zu 0,5 g, verwendet. Eine kombinierte Penicillin-Sulfathiazol-Behandlung, ersteres intramuskulär 50 000 E. durch acht Tage, letzteres oral, 2 g Initialdosis, dann vierstündlich 1 g, gleichfalls durch acht Tage lang, wurde aber insbesondere bei Bazillenträgern empfohlen. Ansonsten ist jetzt auch bei Typhus die synergetische Anwendung der Sulfonamide, insbesondere von Sulfathiazol (Sulfathiazol-Natrium), mit Penicillin in Mischdosen, beide gesondert, das Penicillin insgesamt zehn Mill. E., auch im intramuskulären Tropfeinlauf, Sulfathiazol-Natrium, die erste Dosis 2 g in intravenöser Spritzung, dann oral dreistündlich je 1 g und etwa 34 g in vier Tagen, bei eventueller Wiederholung eines solchen Stoßes empfohlen worden. In jüngster Zeit wurde auch das kombinierte Zusammenwirken von Streptomycin und Sulfonamiden (Sulfathiazol) versucht. Endlich wurde auch bei Paratyphus Penicillin in Synergetik mit Sulfonamiden, und zwar gerade zur Abwehr der mit dieser Erkrankung verbundenen Spätkomplikationen, angewendet.

Bei Cholera hat sich die Therapie mit Sulfoguanidin oder Sulfadiazin gut bewährt; ersteres Präparat mit 5 g Erstdosis oral und weiterhin vierstündlich mit 2,5 g, nach anderer Empfehlung morgens und abends je 2 bis 3 g bei reichlicher Flüssigkeitszufuhr und so lange, bis die Stühle auf zwei in 24 Stunden reduziert sind; das zweite Präparat, Sulfadiazin-Natrium, in 5%iger Lösung intravenös gespritzt, 3 g in 60 ccm, wobei nach Aufhören des Erbrechens an Stelle der intravenösen Spritzung vierstündlich 1 g oral bis zum Sistieren der Diarrhoeen zu geben wären. Weiters wurde auch Succinylsulfathiazol angezeigt; dieses scheint deshalb von besonderer Wirkung zu sein, weil es im Darm zu Sulfathiazol und Succinylsäure hydrolisiert wird, wodurch sich infolge der sauren Reaktion die bakteriostatische Wirkung des Präparates auf die Cholera-Vibrionen noch erhöht. Immer sind aber neben der Sulfonamidtherapie auch noch die allgemeinen therapeutischen Maßnahmen zu beobachten; vor allem ist bei dieser Erkrankung für entsprechenden Ersatz der Flüssigkeits- und Salzverluste Vorsorge zu treffen.

Bei der Bubonenpest wurde Sulfadiazin, nicht sosehr Sulfathiazol, mit gutem Erfolge neben der Verabreichung von Pestserum verwendet; 4 g als Erstdosis, weiterhin 1 g alle vier Stunden bis zwei bis drei Tage nach Entfieberung. Als Wirkung der Sulfonamidtherapie hat sich auch hier die erhebliche Verringerung der Mortalität sowie die rasche Entfieberung schon am ersten oder zweiten Krankheitstage gezeigt. Auch war eine rasche Verkleinerung und alsbaldige Erweichung der Bubonen zu beobachten. In selteneren Fällen war allerdings eine Herdreaktion durch Vergrößerung der Bubonen infolge der Sulfonamidkur nicht zu vermeiden.

Bei der Behandlung des Fleckfiebers können die Sulfonamide allein nicht nützen. Dagegen wurde eine kombinierte Anwendung der Sulfonamide, und zwar insbesondere von Eleudron — wegen der bei dieser Erkrankung gegebenen Pneumoniegefahr —, dreimal täglich zwei Tabletten durch eine Woche, und gegen den Grundsatz sonstiger Inkompatibilität in Gemeinschaft mit Pyramidon nicht ganz ohne Erfolg versucht. Insoweit nach neueren Erfahrungen gegen diese Krankheit Para-Aminobenzoesäure angewendet wird, hat natürlich eine Behandlung mit Sulfonamiden, da diese die Säurewirkung neutralisieren würden, zu unterbleiben. Spätkomplikationen können allerdings mit Sulfonamiden und Penicillin behandelt werden.

Bei Diphtherie und Psittakosis ist Penicillin, von der Anwendung des Antitoxins abgesehen, weitaus wirkungsvoller als die Sulfonamide, noch mehr aber dann, wenn Penicillin mit Serum kombiniert wird. Immerhin hat sich eine kombinierte Penicillin-Sulfonamid-Behandlung in Gestalt eines Penicillin-Streupulvers, das auf je 2500 E. Penicillin 0,5 g Cibazol enthält und durch Pulvergebläse applizierbar ist, besonders bei mischinfizierten Diphtherien bewährt. Aus der gleichen Erfahrung heraus wurde bei solchen Diphtherien auch die intramuskuläre Penicillin-Spritzung mit einem oralen Sulfonamidstoß, etwa von Elkosin, gepaart. Aber auch Antidiphtherieserum ist mit Sulfonamiden (Cibazol) in lokaler und oraler Anwendung, oft gleichzeitig auch mit einer unspezifischen Fiebertherapie (Pyrifer), gekoppelt worden. Zur Sanierung von Bazillenträgern ist aber eine Kombination von Sulfapyridin mit Aerosol-Penicillin versucht worden. Bei Nasendiphtherie wurde die Applikation einer 10%igen Albucid-Salbe empfohlen. Bei Wunddiphtherie kann neben sonstigen therapeutischen Maßnahmen als Lokalbehandlung Marfanilpuder als dünner Brei auf den Verband aufgelegt werden. Bei Hautdiphtherie erwies sich die unspezifische Fiebertherapie in Verbindung mit innerlicher und lokaler Applikation von Sulfonamiden, zum Beispiel von Sulfathiazol in Salbenform, 15 %, als wirkungsvoll.

Auch beim Keuchhusten des Säuglings haben die Sulfonamide häufig versagt. Neuerdings hat man aber synthetische Antihistaminkörper in Fällen eitrigen Auswurfes erfolgreich mit Sulfonamiden kombiniert; ebenso das neue Antibiotikum Aerosporin[40], um allfälligen Sekundärinfektionen gerade mit Sulfonamiden zu begegnen.

---

[40] Swift, P. N., Lancet, 254, 6491, 133—135, 24. 1. 1948.

Bei Milzbrand können die Sulfonamide (Sulfapyridin, Sulfathiazol, Sulfadiazin), erste Dosis 4 g, weiterhin alle vier bis sechs Stunden 1 g, als brauchbares Ersatzmittel für das Antianthraxserum betrachtet werden. Daneben finden wir hier Sulfonamide mit Jodpepton kombiniert.

Beim Morbus Bang wurde insbesondere in älteren komplizierten Fällen die Anwendung der Sulfonamide versucht; ebenso bei Tularämie. Doch steht heute bei der letzterwähnten Krankheit sicher das Streptomycin im Vordergrund; bei der vorgenannten Brucellose sind aber die bisher geübten Therapeutika, wie Chinin, Pyramidon, Collargol, Vakzinetherapie, neuerdings auch Causyth, in Anwendung zu bringen.

Bei bakteriellen Blutinfektionen, Sepsis und Bakteriämie, ist die Anwendung von Sulfonamiden gerechtfertigt, in Sonderheit dann, wenn als Erreger Streptokokken in Frage kommen. Allerdings hat hier das Penicillin die Sulfonamide beträchtlich überflügelt, und zwar eindeutig dort, wo andere Erreger als gerade Streptokokken vorliegen. Doch wird auch in Fällen des Streptococcus haemolyticus zum Pencillin zu greifen sein. Vom Marfanil wird allerdings behauptet, daß es in Stoßanwendung auch gegen den Bacillus funduliformis als Erreger tonsillogener Sepsis wirksam wäre. Von anderer Seite wurde aber gerade in Fällen von Sepsis dieser Genese neben dem chirurgischen Eingriff eine kombinierte Penicillin-Elkosinbehandlung gelobt.

Bei der Heilbehandlung der Osteomyelitis gehören der operative Eingriff, die Vakzine-Behandlung (Antivakzine oder polyvalente Staphylokokken-Vakzine), die Serum-Therapie sowie die Vornahme von Bluttransfusionen zum wesentlichen Rüstzeug. Daß aber die Sulfonamide hiebei eine größere Rolle zu spielen vermöchten als eine lediglich unterstützende, kann füglich nicht behauptet werden. Sie mögen einer Meinung nach nur zusätzlich, jedoch gleichwohl wesentlich zur operativen Behandlung in Anwendung kommen, also ohne dieselbe ersetzen zu können. Doch sollen die Sulfonamide eine langwierige Behandlung abkürzen und das Allgemeinbefinden günstig zu beeinflussen im Stande sein. Andere hinwieder wollen die Sulfonamide nur in akuten Fällen und bei hämatogener Osteomyelitis verabreichen. Neuerdings steht aber die Penicillin-Therapie, lokal und parenteral, besonders bei akuter Osteomyelitis im Kindesalter im Vordergrunde, da Penicillin auf deren hauptsächlichsten Erreger

(90 %), nämlich die Staphylokokken, weitaus besser anspricht als die Sulfonamide. Dabei kann ein möglichst frühzeitiger Beginn der intramuskulären Penicillin-Therapie unter Umständen sogar die Entwicklung eines Abszesses verhindern. Auch chirurgische Eingriffe sollen sich angesichts dieser Penicillinwirkung nur mehr auf Inzisionen, Punktionen oder die Entfernung größerer Sequester beschränken. Im übrigen finden wir bezeichnenderweise auch im Bereiche dieser Erkrankung die Synergetik von Penicillin mit Sulfonamiden, und zwar in Gestalt der lokalen Anwendung eines kombinierten Penicillin-Sulfathiazol-Puders. Auch wurde Penicillin intravenös appliziert, indes die Sulfonamide oral, am besten Sulfathiazol in Tagesdosen von 0,2 bis 0,4 g pro Körper-kg, aber auch Sulfametazin, Sulfapyridin oder Prontosil, bei deren Nichtverträglichkeit durch intravenöse Spritzung eines Natriumsalzes, verabreicht werden. Auch ist eine Kombination von Sulfonamid und Jodpepton als besonders wirksam befunden worden. Beim Brodie-Abszeß, bekanntlich einer Sonderform chronischer Osteomyelitis im Kindesalter, wird neben Ruhigstellung der betreffenden Körperpartie Cibazol oral, 0,1 g pro Körper-kg, empfohlen und von vielen Fällen behauptet, daß diese Medikation sogar den operativen Eingriff zu vermeiden vermochte.

Bei Enzephalitis und Polyomyelitis sind die Meinungen über die ungleichen Heilwirkungen der Sulfonamide, sei es in oraler, sei es in parenteraler Anwendung, geteilt. Doch sollen Fälle von schwerer Enzephalitis durch Dagénan, Sulfadiazine in protahierter Anwendung, geheilt worden sein. Bei eitriger Enzephalitis, also bei Hirnabszessen, wird jedoch der chirurgische Eingriff im Vordergrunde stehen.

Bei Mono- und Polyarthritis wurden mit den Sulfonamiden nur dann günstige Erfahrungen gemacht, wenn diese Leiden gonorrhoische oder septische Genese aufwiesen.

Des weiteren wurde auch gegen die akute, auf bakterieller Grundlage fußende Polymyositis die Sulfonamidtherapie (Irgamid) versucht.

Die echte (Virus-) Influenza ist der Sulfonamidtherapie nicht zugänglich. Man wird jedoch bei komplizierenden Bronchitiden und Pneumonien, wie übrigens bereits ausgeführt, jedenfalls vorsichtsweise zu den Sulfonamiden greifen.

Es wurden nun auch Versuche unternommen, Lepra nicht nur mit Penicillin und Streptomycin, sondern auch im

Wege der Sulfonamidtherapie zu heilen. Bemerkenswerterweise zeigten sich bei dieser Erkrankung auf Anwendung von Cibazol beachtsame Reaktionen im leprösen Granulationsgewebe[41]. In der Tat ist denn hier auch die Heilwirkung dieses Sulfathiazols bis heute noch nicht klargestellt, weshalb größte Vorsicht in seiner Anwendung geboten erscheint. Jedenfalls kann Cibazol als Mittel medikamentöser Diagnostik verwendet werden; denn die beobachteten Reaktionen, wie Leukozytenabfall im Blut, Erhöhung der Senkungsgeschwindigkeit, treten nur dann zutage, wenn in der Tat Lepra vorliegend ist. Die in der Lepratherapie bereits bekannten Chaulmoograölpräparate können aber auch neben der Sulfonamidanwendung, und zwar nach den Sulfonamidgaben, intramuskulär und dann intravenös verabreicht werden. Dagegen haben sich die den Sulfonamiden nahestehenden Sulfone, und zwar Promin, Diazone und Promizole in der Lepratherapie wohl bewährt, und zwar das erstere Präparat in intravenöser, die beiden letzteren Sulfone in oraler Anwendung. Die zu erreichenden Tagesdosen liegen bei 5, beziehungsweise 2, beziehungsweise 6 bis 8 g. Abträgliche Nebenerscheinungen, hauptsächlich das Blutbild betreffend, sind zu verzeichnen. Auch ist mit langer Behandlungsdauer zu rechnen. Vom Promin, das hier sogar als Mittel der Wahl bezeichnet wird, wären täglich 5 g durch vierzehn Tage zu geben, sodann nach siebentägiger Pause die gleiche Kur zu wiederholen. Auch vorgeschrittene Lepra-Fälle sind der Sulfonamidbehandlung zugänglich. Die Besserung der Krankheit zeigt sich in fast allen ihren Erscheinungen, so im Rückgang und in der Resorption der Krusten und Ödeme, im Ausheilen der Geschwüre; ja selbst Wiederwachsen des Haares wurde beobachtet. Dabei reagieren Schleimhautherde rascher als Hautherde. Auch die Verlegung der Nasenwege schwindet, die Epistaxis hört auf so wie auch die lepröse Laryngitis eine wesentliche Besserung erfährt. Ebenso wird den leprösen Infiltraten im Bereiche des Auges Einhalt geboten. Rezidive der Erkrankung können aber auch bei dieser Therapie nicht vermieden werden.

Daß die Sulfonamide als Heilmittel der Tuberkulose nicht in Betracht kommen, sei vorangestellt. Gleichwohl wurde von Versuchen berichtet, ein Sulfonamid, etwa Sulfapyridin, in intravenöser Applikation mit einem Kampferpräparat

[41] Schuppli, R., Dermatologica, Vol. 93, Nr. 6 (1946), 313 ff.

(Camphaquin), besonders zur Behandlung kachektisch-kavernöser Fälle, zu kombinieren. Die gleiche Kombination wurde bei mischinfizierter Lungentuberkulose versucht, und zwar in der ersten Woche zweimal 5 ccm Sulfapyridin, in der zweiten Woche zweimal eine Ampulle Camphaquin intravenös, in der dritten Woche dreimal Sulfapyridin, in der vierten Woche dreimal Camphaquin wie oben angegeben, sonach insgesamt 30 bis 40 Injektionen, sodann eine Pause von fünf bis sechs Monaten, in der täglich dreimal eine Tablette Sulfapyridin zu verabreichen ist, und nach dieser Pause eine allfällige Wiederholung der Kur. Über Fälle mischinfizierter Lungentuberkulose soll jedoch mit Versuchen einer auch kombinierten Sulfonamidtherapie nicht hinausgegangen werden. Schrifttum und Praxis bewegen übrigens viel mehr jene Berichte, die über den Kampf des Streptomycins gegen die verschiedenen Formen der Tuberkulose erstattet wurden. Im Vereine mit Streptomycin, aber auch ohne diese Kombination, wurde das uns bereits bekannte Promin gegen die Tuberkulose eingesetzt. In Synergetik mit Streptomycin (60 bis 90 und 100 mg täglich) sind bei gleichzeitigen Vitamingaben A und D_2 angezeigt Promin, intravenös gespritzt, bei Kleinkindern 1,5 g pro die, bei größeren Kindern 2 bis 3 g, bei Erwachsenen ein- bis zweimal 3 g durch 20 bis 30 Tage mit allfälliger Wiederholung nach etwa einwöchentlicher Pause. Diese Dosierung — des öfteren wird auch eine höhere angegeben — gilt sowohl für Miliartuberkulose wie für exsudative und allergische Formen der Lungentuberkulose. Das uns gleichfalls schon bekannte, weit weniger toxische Promizol ($^1/_2$ g bis 5 g pro die) wurde bei akuter Miliartuberkulose mit einigem Erfolg versucht. Weitere Berichte müssen abgewartet werden; ebenso eine Entscheidung darüber, ob auch hier Synergetik mit Streptomycin zu empfehlen ist. Schließlich fehlt es aber auch nicht an Stimmen (Hinshaw, Feldman, Rist), welche die Sulfone lediglich bei Lokalbehandlung kalter Abszesse und oberflächlich gelagerter tuberkulöser Fisteln angewendet wissen wollen.

Die Hauttuberkulose (Lupus) ist der Sulfonamidtherapie zugänglich; mit Erfolg verwendet wurde Eleudron mit einer Durchschnittsdosis von 1 g täglich durch mehrere Monate, ferner das gleichteilige Kombinationspräparat von Sulfathiazol und Thiosemicarbazone, ebenfalls in kleinen Dosen über viele Monate hin, auch im Zusammenwirken mit Pyrifer-

Kuren. Stöße mit Cibazol haben aber bei akuter Lepra erythematodes zu einer starken Exzerberation der Hauterscheinungen geführt. Bei weiblicher Genitaltuberkulose wurde bei Mischinfektionen Penicillin im Vereine mit Sulfadiazin angezeigt.

21. Endocarditis lenta.

Die Endocarditis lenta, eine meist durch den Streptococcus viridans hervorgerufene und hiernach auch Viridanssepsis genannte Erkrankung, galt noch bis vor kurzem als schlechthin unheilbar. Immerhin ist es aber gelungen, im Wege einer früh einsetzenden protrahierten Sulfonamidtherapie bei außerordentlich hohen Dosen und doppelten Gaben von Natr. bicar., und zwar bis 1000 g Sulfathiazol in einem halben Jahre, ab und zu Erfolge zu erzielen. Diese werden und wurden freilich dadurch besonders erschwert, daß die hier in Frage kommenden Bakterien, welche sich in der Nähe des Herzens ansiedeln, in der Gefäßwand einen besonderen Schutzwall aus Blutfibrin bilden, der dann den Blutzutritt behindert und hiedurch die Beeinflussung der Krankheit durch Chemotherapeutika erheblich erschwert oder unmöglich macht. Zu Heilzwecken der Viridanssepsis wurde bisher die Anwendung von Heparin im Wege subkutaner Einspritzung versucht, soferne nicht der chirurgische Weg der Unterbindung oder Zerreißung des offenen Ductus arteriosus Botalli zwischen Aorta und Pulmonalis in solchen Fällen beschritten wurde, in denen nämlich die Persistenz dieses Kanals für die Krankheitsursache gehalten wurde. Freilich müßte in solchen Fällen die Operation rechtzeitig, also vor Übergreifen des Erregers auf die Herzklappen oder die Aorta, vorgenommen werden. Heparin wurde nun auch synergetisch mit Sulfapyridin kombiniert, nachdem auch Sulfathiazol allein für die Behandlung angezeigt wurde. Dabei ist zur Kombination mit Heparin deshalb gegriffen worden, weil dieses ein die Blutgerinnung hemmendes Mittel darstellt, die Ausbildung der Schutzschicht verhindern und derart die Bakterien der Chemotherapie leichter zugänglich machen soll. Allerdings wurde auch diese Wirkung des Heparins bestritten und wurden diesem sogar hämorrhagische Komplikationen nachgesagt. Im übrigen sind auch Versuche mit Elkosin, Sulfadiazin, und zwar in Verbindung mit intravenöser Fiebertherapie (täglich dreistündliches Fieber von mindestens 40° C durch sieben bis zehn Tage nach der Abendmahlzeit) und der Vakzine-Therapie (Typhus-, Paratyphus-Vakzine in 1000 ccm isotonischer Kochsalzlösung mit 5 % Dextrose) sowie Kombinationen von Marfanil mit Pyrimidin und Thioharnstoffsulfonamiden unternommen worden. In der Penicillin-Ära wird denn auch dieses Antibiotikum bei hohen Tagesdosen bis zu 500 000, 1 Million, ja sogar 2 Millionen E. intramuskulär, intravenös, auch im Dauertropfeinlauf, gleichfalls durch längere Zeit und bis zu 28 Tagen und mehr angewendet und als Mittel gegen den Streptococcus viridans hoch angepriesen. Jedenfalls steht außer Zweifel, daß die Erfolge mit Penicillin überzeugender sind als jene, die wir von der Sulfonamidtherapie zu hören bekamen. Daß sich aber die an das Penicillin auch bei der Endocarditis lenta geknüpften Erwartungen nicht zur Gänze erfüllt haben, zeigt schon der Umstand, daß auch hier, so wie bei anderen Krankheiten, die nicht siegreich überwunden werden konnten, geradezu eine Sucht nach synergetischer Heranziehung anderer Mittel obwaltet. So ist in Fällen, bei denen der chirurgische Eingriff begründet erscheint, dieser mit Penicillin oder das Penicillin mit dem Eingriff kombiniert worden. Neuerdings wird noch zur Unterstützung der Penicillintherapie die Exstirpation der Milz vorgeschlagen, da diese möglicherweise der Fokalherd dieser Erkrankung sein kann. Sodann finden wir neben dem Synergismus von Penicillin mit Heparin auch hier wiederum die Kombination von Penicillin mit Sulfonamiden, vornehmlich den Sulfadiazinen und Sulfapyridinen, nachdem ja, wie schon längst auch hier wiederum erkannt wurde, das Penicillin und die Sulfonamide keineswegs als Antagonisten zu betrachten sind. Und zwar werden hier Sulfonamid und Penicillin auch hintereinander eingesetzt. Behauptet wurde sogar, daß überhaupt erst das Zusammenwirken von Penicillin mit hochdosiertem Elkosin (Tagesdosen bis zu 8 g, Gesamtdosen bis über 500 g, auf mehrere Monate verteilt) Wendung zur Besserung herbeiführen konnte. Bei der Unsicherheit der Wege, welche die Therapie bei der vorliegenden Erkrankung beschreiten soll, ist es erklärlich, daß es auch nicht an Stimmen fehlt, die sich gegen eine Synergetik des Penicillins mit Sulfonamiden wenden. Die oftmals als Penicillinwirkung allzu schnell beobachtete „Genesung“ hatte übrigens beängstigende Erscheinungen von Herzschwäche, Herzinsuffizienz und Pulmonalembolie im Gefolge, so daß deshalb vom Penicillin eher abgerückt wurde[42]. Dabei konnten Klappenverstümmelungen bis zum völligen Fehlen einer Herzklappe bei der Autopsie als Folgen der „Penicillin-Kur" festgestellt werden. Rezidive dieses Leidens sollen übrigens gerade bei der Behandlung mit Penicillin, aber auch bei jener mit Sulfonamiden nicht zu selten sein. Neuerdings wird auch das Streptomycin in Tagesdosen von 500 000 E., insbesondere in Penicillin- und Sulfonamid-resistenten Fällen, als Mittel, ja sogar als Mittel der Wahl genannt. Freilich werden auch diesfalls Überprüfungen durch eine längere Nachbeobachtungszeit notwendig sein.

Eine lenteszierende Viridanssepsis dürfte auch im sogenannten „Felty-Syndrom" zu erblicken sein, eine bei Frauen beobachtete Erkrankung chronisch-septisch-infektiöser Natur, die durch die Trias einer chronischen Polyarthritis, eines großen Milztumors und von Leukopenie gekennzeichnet erscheint. Schon der letztere Umstand wird es empfehlenswert erscheinen lassen, von Versuchen mit Sulfonamiden, die Heilung dieser Krankheit bringen sollen, besser abzusehen.

22. Fadenbakterielle Erkrankungen.

Bei den fadenbakteriellen Erkrankungen, zu denen die Aktinomykose gehört, bewirken die Sulfonamide allein sicherlich keinen Erfolg. Begreiflich auch, da wir wissen, daß die Sulfonamide auf Anaerobier, zu denen eben der Aktinomyces zählt, zumeist gar nicht ansprechen. Es kann daher dieses Chemotherapeutikum, sei es in oraler, sei es in intravenöser Verabreichung, nur zur synergetischen Kombinationswirkung herangezogen werden; erfüllen denn die Sulfonamide wenigstens bei mischinfizierten Fällen, die gerade hier so häufig vorgefunden werden, ihre Aufgabe, insoferne nämlich nach Beseitigung der Sekundärinfektion um so erfolgreicher der Kampf gegen die Aktinomykose selbst geführt werden kann.

Auch Penicillin allein vermag eine Heilwirkung kaum zu erzielen. Doch reagieren noch am besten die cervicofacialen Fälle auf dieses Antibiotikum. Beim Wolff-Israel-Typ des Aktinomyces sollen sogar die Sulfonamide (Sulfadiazine) wirksamer sein. Da also die Sulfonamide nur ein Hilfsmittel in der Bekämpfung der Erkrankung darstellen, ist ein Hinweis

[42] Ravina, Wr. Kl. W., Jg. 58, H. 49/52, 31. 12. 1946.

auf die sonstigen Therapeutika angebracht. So wird Röntgen zur Leistungssteigerung der mesenchymalen Zellen im Erkrankungsbereiche angewendet, um also die Abwehrkraft des Organismus zu heben und hiedurch indirekt die Verbreitung der Infektion zu hemmen. Die chirurgische Eröffnung und Lüftung des infiltrierten Gewebes, insbesondere bei Aktinomykose im Mund- und Kieferbereiche, dient aber dazu, dem eingeschmolzenen Eiterherde zu einem Abfluß zu verhelfen. Ferner gesellte sich als Drittes der Trias der klassischen Therapie dieser Erkrankung die Jodkali-Medikation, auch in Gestalt der Jod-Jontophorese, zum Zwecke der Erweichung der meist brettharten Infiltrate hinzu. Schließlich kam noch die Vakzine-Therapie in Anwendung, in Sonderheit die von Neuber angegebene Behandlung, welche Gold- und Autovakzine kombiniert und die auch heute noch als alleinige Medikation vor einer chirurgischen Behandlung empfohlen wird und bei der Aktinomykose der Lunge und jener der weiblichen Genitalorgane noch immer zum klassischen Rüstzeug bei Bekämpfung dieser Krankheit gehört. Endlich wurde auch die Applikation von Lymphdrüsen-Extrakten empfohlen, auf der Erwägung fußend, daß das lymphatische Gewebe von der aktinomykotischen Infektion zumeist verschont bleibt.

Werden nun Sulfonamide, naturgemäß am besten im Frühstadium, angewendet, so ist angesichts des langsamen Wachstums der Fadenbakterien nur mit einer protrahierten, hoch dosierten Kur von etwa täglich 3 g durch 100 Tage oder von 7 g täglich durch 20 Tage zu rechnen und weniger mit Stoßtherapie vorzugehen, da hier ein Sulfonamid-Blutspiegel von 5 bis 10 mg% durch vier bis sechs Monate aufrecht erhalten werden soll. Bei der Aktinomykose im Mund- und Kiefergebiete wird wohl an der Spitze jeglicher Therapie der chirurgische Eingriff stehen müssen, so daß die Sulfonamidtherapie — hier Stöße von 5 bis 6 g — auch hiebei nur als eine unterstützende in Betracht kommt, vor allem mit dem Ziele, der Gefahr einer Sepsis zu steuern. Jedenfalls wäre auch hier der chirurgische Eingriff unter Sulfonamidschutz, bei einer Blutkonzentration von 4 bis 6 mg%, vorzunehmen. Daß zur Steigerung der Wirkung anderer Heilmittel auch die bekannte Reizkörper-Therapie eingesetzt werden kann, wird nur der Vollständigkeit halber erwähnt.

An Sulfonamidpräparaten stehen hier im Vordergrunde: Die Sulfapyrimidine und Sulfadiazine in oraler und intravenöser Anwendung: im einzelnen wurden an Präparaten insbesondere Cibazol, Globucid, Pyrimal und Tibatin, dieses in intravenöser Applikation, empfohlen. Die Synergetik von Sulfonamiden (Sulfadiazin oder Sulfamerizin) mit Penicillin wurde aber dergestalt versucht, daß vorerst große Dosen des Antibiotikums durch vier bis acht Wochen gegeben wurden und sodann durch vier bis sechs Wochen das Sulfonamidpräparat verabreicht worden ist.

23. Erfrierungen und Verbrennungen.

Bei Erfrierungen kommen die Sulfonamide als Therapeutikum der Hauptsache nach bei der Trockenbehandlung zweitgradiger Erfrierungen in Betracht. Sind nämlich die Blasen abgetragen, dann ist trockene, antiseptische Behandlung mit Puder, dünn bestreut, das Mittel der Wahl. Bei Erfrierungen dritten Grades scheint auch die Trokken-(Puder-)Behandlung mit Sulfonamiden indiziert neben allfälliger innerer Medikation und neben anderen therapeutischen Maßnahmen. Die Sulfonamidpuder sind dem Dermatol jedenfalls vorzuziehen, da diesem die Gefahr der Krustenbildung und Sekretretention nachgesagt wurde. Als Sulfonamidpuder kommen vor allem das Marfanil-Cibazol-Puder, aber auch Prontalbin, Eubasin oder Albucid in Puderform in Frage. Nach der Applikation des Puders wird dann das Auflegen einer dünnen Wattelage als ausreichend erscheinen.

Bei der mit schweren Erfrierungen meist verbundenen feuchten Gangrän, die sich oft durch aufsteigende Infektion in einer septischen Thrombophlebitis äußert, wird — von anderen Medikationen abgesehen — gleichfalls Sulfonamidpuder (Marfanil, Prontalbin, Dagénan, Ultraseptyl) lokal, jedoch verbunden mit oralen Sulfapyridinstößen, zur Anwendung kommen. Sulfonamidpuder ist aber auch bei Geschwüren indiziert, die sich in der Folgezeit entwickeln und einen grampositiven Diplokokkus enthalten können.

Bei Verbrennungen wird man im Stadium erster Hilfeleistung Sulfonamide lokal in Pulver- oder Salbenform verabreichen. Und zwar wird man gerade dann, wenn eine alsbaldige Spitalsabgabe untunlich ist, an die Applikation einer Sulfonamidsalbe oder Sulfonamidcreme schreiten. Dabei sollen Blasen nicht geöffnet und die Wunde nicht gereinigt werden. Als Salbe wurden vor allem eine kombinierte

Tannat-Sulfadiazinsalbe, sodann eine besonders in England beliebte kombinierte Sulfanilamid-Creme angegeben[43]. Um dem Plasmaaustritt, der Schockgefahr und Sekundärinfektion entgegenzuarbeiten, empfiehlt es sich übrigens, einen Druckverband anzulegen, der auch mit Sulfonamidcreme oder Puder beschickt werden kann. Zu diesem Zwecke wurde auch ein Zellophanfilm empfohlen, über den Gaze und eine etwa 3 cm dicke Watteschicht gelegt wurde. Als Infektionsprophylaxe hat alsbald, spätestens aber im Stadium der späteren, beziehungsweise Spitals-Behandlung die intravenöse Verabreichung von Sulfathiazol oder Sulfadiazin-Natrium (2 g einer 5%igen Lösung) einzusetzen, wobei auch gleichzeitig zur oralen Chemotherapie, etwa 4 g täglich und zwar zwei Tabletten alle vier Stunden, übergegangen werden kann. Letztere kann aber auch allein, etwa mit Sulfadiazin, durch acht bis zwölf Tage geübt werden. Sodann erst wird die Wunde chirurgisch, ebenso wie eine andere mechanisch erzeugte Wunde, zu behandeln, die Blasen zu eröffnen, Epithelfetzen und Detritus zu beseitigen und mit steriler Gaze zu bedecken sein, die hinwiederum mit einem nicht adhärenten Mittel, das auch wiederum eine Sulfonamidsalbe sein kann, imprägniert ist. Als Salbe diesfalls besonders empfohlen wurden die bereits erwähnte, durch Alkalizusatz auf pH 7,6 gebrachte Tannat-Sulfadiazinsalbe (5% Acid. tannic., 3% lösliches Sulfadiazin oder Sulfathiazol) oder eine Salbe nach folgendem Rp.: Sulfanilamid, Sulfathiazol a. a. 3,0, Glycerini 10,0, Ol. Ricini 25,0, Lanettewachs 10,0, aq. dest. ster. ad 100.

In neuerer Zeit kommt es bei Behandlung von Verbrennungen, insbesondere solchen zweiten Grades, zur Auflegung von mit Sulfonamid imprägnierten Membranen, nachdem ein einfaches Debridement der Brandwunde vorgenommen worden ist. Diese hydrierten Membranen, aus hydrophiler Methylzellulose bestehend und mit 10 bis 20%igem Sulfanilamid und 10%igem Sulfacetamid beschickt, werden derart appliziert, daß sie in engen Kontakt mit dem verbrannten Gebiet gelangen. Sie stellen in der Tat richtig vorgebildete chemotherapeutische Krusten dar, welche durch Freisetzung des Medikamentes aus der Membran und seine

[43] Cream Nr. 9: Cetavlon 1,0, Sulfanilamid 3,0, Ol. Ricini 25,0, Bienenwachs 1,8, Wollfett 1,8, Cetylalkohol 5,0, Glyzerin 10,0, Aqua dest. ster. ad 100.

Absorption in den Blutkreislauf Heilung, nämlich die Epithelisierung der einigermaßen zerstörten Epidermis, bewirken. Diese Behandlung soll übrigens auch bei Verbrennungen, die über ein Drittel der Körperoberfläche betreffen, in verhältnismäßig kurzer Zeitdauer zielführend sein. Auch wurde es zu dem gleichen Behufe mit einer täglich erneuerten Wachsmembran versucht, die aus einer geschmolzenen Mischung von Paraffinwachs, Vaseline, Lebertran und Sulfanilamid besteht und im Wege des Spray auf das zerstörte Gewebe versprüht wurde.

In jedem Falle ist naturgemäß die Sulfonamidtherapie oral oder parenteral fortzusetzen, wenn es bereits zur manifesten Infektion gekommen ist. Steht schon überhaupt bei Bekämpfung der Verbrennungsfolgen die orale Medikation im Vordergrunde, so gilt dies insbesondere bei schweren Verbrennungen, insoferne sie hier, von einer eventuellen parenteralen Applikation abgesehen, ausschließlich in Frage kommt. Sulfonamidpuder bei ausgedehnteren Brandwunden angewandt, könnte nur nachteilig wirken, da es hiedurch zu einer allzu hohen Blutkonzentration des Präparates kommen könnte. Daß zur Infektionsbekämpfung bei Brandwunden auch Penicillin verwendet werden kann, wird noch abschließend erwähnt.

24. Gasbrand.

Es soll gleich vorweggenommen werden, daß bei Infektionen mit sogenannten Anaerobiern, das heißt mit Bakterien, die sich unter Luftabschluß entwickeln, die Sulfonamide, zumindestens allein, nicht heilbringend sind. Beim Gasbrand handelt es sich vorwiegend um das grampositive Clostridium-Welchii, weshalb die Gasgangrän auch Clostridien-Myositis genannt wird; doch können wir auch den Bacillus Oedematicus und anaerobe Streptokokken vorfinden. Aber auch dem vielleicht hier noch eher wirksamen Penicillin kann bei seiner alleinigen Anwendung gleichfalls nicht Heilwirkung zugeschrieben werden. Es ist vielmehr zu betonen, daß das Antitoxin weder durch die zwar gegen die Bakterien wirksamen Sulfonamide noch durch das Penicillin ersetzt, das heißt also, daß das Toxin durch diese beiden letzteren Medikationen nicht neutralisiert werden kann. Gleichwohl ist die günstige Wirkung der Sulfonamide und des Penicillins, von der allgemein bakterienhemmenden Wirkung abgesehen, hier vor allem darin gelegen, daß diese Therapeutika die Wechselwirkungen zwischen Aerobiern und Anaerobiern stören, ein Umstand, der deshalb bedeutungsvoll ist, weil die Aerobier erfahrungsgemäß die Verbreitung der Anaerobier fördern. Derart wird denn gerade auch hiedurch das Fortschreiten der Gangrän gehemmt, beziehungsweise die Allgemeininfektion bekämpft, wenngleich die Sulfonamide an und für sich die Anaerobier — angeblich anders als der naszierende Sauerstoff — nicht zu zerstören vermögen.

Es wird daher nach dem Gesagten stets eine heroische Behandlung obenanstehen müssen, sonach also der operative Eingriff, der gleichwohl unter Sulfonamidschutz ausgeführt werden kann, wie Entfernung eines ganzen, insbesondere abgestorbenen, weil Toxine produzierenden Muskels oder die Amputation eines Gliedes. Eine parenterale Applikation der Sulfonamide wäre aber nur dann von Sinn, wenn nach sorgfältig vorgenommenem Debridement gute Blutzirkulation zum Orte des Eingriffes hin besteht. Ansonsten ist polyvalentes Antitoxin, 100 000 i. E. und darüber, kombiniert mit Sulfonamid, etwa Sulfathiazol, lokal, 10 bis 15 g, oder in intravenöser Spritzung 15 g, allenfalls im Tropfeinlauf, und weiters 6 bis 4 g täglich oral anzuwenden. Zur lokalen Applikation wurde auch eine Mischung von einem Teil Sulfathiazol und zwei Teilen Sulfanilamid empfohlen. Marfanil, zehn bis zwölf Tabletten pro die, durch vier bis sieben Tage, wurde bei Lungengangrän mit dem anaeroben Streptococcus putrif. als Erreger angezeigt.

Bei der aus Erfrierungen häufig resultierenden feuchten Gangrän ist die lokale Anwendung von Sulfonamidpuder neben der Veranstaltung von Sulfonamidstößen (Sulfapyridin oder Sulfathiazol) bei gleichzeitiger Verabreichung von Kreislaufmitteln angezeigt.

25. Andere infektiöse Erkrankungen.

Begreiflicherweise wurde auch bei anderen Erkrankungen, die meist mit Fieberreaktionen verbunden sind und eine bakterielle Infektion als Ursache haben, die Anwendung von Sulfonamiden versucht.

So werden bei Bronchiektasien Sulfonamidspülungen im Wege von Instillationen von 20 ccm einer 5%igen Cibazol- oder Irgamidlösung, ein- bis dreimal monatlich, empfohlen. Heute werden allerdings kombinierte Penicillin-Jodöl-Instillationen und Penicillin-(Aerosol-) oder Streptomycin-

oder kombinierte Penicillin-Streptomycin-Inhalationen bevorzugt.

Instillationen von 5%igem Sulfathiazol-Natrium, vernebelt im O_2-Strom, von 4 Litern/Min., mindestens dreimal täglich durch zwanzig Minuten zehn Tage hintereinander, werden auch bei hartnäckigen bakteriellen Bronchitiden geübt.

Bei infektiösen Leberkrankheiten, also den sogenannten Hepatitiden, und zwar auch bei epidemischer Hepatitis und den Entzündungen der Gallenwege, wurden die Sulfonamide (Sulfaguanidin) nicht ohne Erfolg zur Anwendung gebracht, so insbesondere bei chronischer Cholecystitis, schon in der Erwägung, daß die Konzentration des Sulfonamidpräparates in der Galle eine beträchtliche ist. Freilich bestehen bei dieser Medikation Gefahren aus Störungen des Leberstoffwechsels, die auch Leberparenchymschäden bedeuten können.

Wenn bei Ostitiden, insbesondere traumatischen, Streptokokken als Erreger fungieren, wird man durch eine Sulfonamidtherapie, auch kombiniert mit Jodbehandlung, operative Eingriffe zwar nicht ersetzen, jedoch jedenfalls die notwendige Nachbehandlung abkürzen können. Und zwar kommt hier die Lokalbehandlung durch Pulver und Stifte, bei geschlossenen Herden aber Oralmedikation in Betracht.

Anzeigen für Sulfonamidtherapie finden wir ferner noch bei abdomineller Lymphadenitis, Lymphangitis sowie bei Leukämien gegen lokale Komplikationen in Mundhöhle und Haut.

Damit erschöpft sich aber keineswegs völlig die Reihe jener Krankheiten, bei denen die Sulfonamide als in irgendeiner Hinsicht heilbringend angezeigt wurden. Verständlich auch, daß eine Therapie, die an und für sich doch neuzeitlicheren Datums ist, allüberall dort und auch nur versuchsweise zum Einsatz gebracht wurde, wo probate und eindeutig wirksame Mittel nicht oder noch nicht zur Verfügung sind. Desgleichen steht es ja auch um die Versuche, Penicillin und die anderen Antibiotika jüngster Entdeckung, gerade bei schwerer heilbaren Krankheiten allein oder in dem beschriebenen synergetischen Zusammenwirken mit Sulfonamiden in Anwendung zu bringen. Immer darf aber, worauf auch in dieser Schrift an den gebührenden Orten hingewiesen wurde, der alten Heilmethoden nicht vergessen und der uns anvertraute Kranke nicht neuen Behandlungsmethoden, nur weil diese neu sind, unterzogen werden.

Schlußwort.

26. Der Chemotherapeut.

Es scheint uns im Grunde wohl selbstverständlich und darum höchst einleuchtend, wenn Diagnostik und Therapie in einer Person vereinigt sind. Schon der „Medizinmann" minder kultivierter Völkerschaften muß und mußte wissen, nicht nur welche Krankheit im Einzelfalle vorliegt, sondern gleichzeitig auch, welches Mittel er demzufolge zu empfehlen oder zu verabreichen hat. Auch die Werke und Bücher unserer Wissenschaft vereinigen zumeist beides, wenngleich hier schon Abspaltungen in Gestalt rein diagnostischer und rein therapeutischer, keineswegs etwa bloß monographischer Arbeiten feststellbar sind. Anderseits sehen wir aber auch, daß sich, allerdings erst vereinzelt, rein therapeutische Fachgebiete abgegrenzt haben, wenn nur an die Strahlentherapie oder jene der physikalischen Heilmethoden erinnert wird. Ohne daß es nun an und für sich wünschenswert erschiene, einer weiteren „Verfachlichung" der Medizin das Wort zu reden, bringt doch die zunehmende Anzahl der Chemotherapeutika und Antibiotika in der Vielheit ihrer nach Spezialisierung drängenden Anwendung und nicht zuletzt auch angesichts des großen, allgemeinen Wissensgebietes der Medizin den Gedanken nahe, an die Umgrenzung eines Fachgebietes chemotherapeutischer Heilmethoden und solcher durch Antibiotika zu denken. Denn gerade die hierin vorliegende Fülle an Indikationen und diesbezüglichen Heilmitteln in deren schon bewährten Spezialisierung und Konkurrenzierung verlangt gebieterisch nach dem um diese Spezialgebiete besonders Wissenden und darin Erfahrenen, nämlich dem Chemotherapeuten im weitesten Wortsinne.

Medikation (Dosierung).

Medikation bei